Dilshod Karimovich Xudoyberdiev

Doença morfométrica do estômago

Dilshod Karimovich Xudoyberdiev

Doença morfométrica do estômago

Descrição comparativa dos indicadores morfométricos gástricos na doença crónica da luz e alterações da ação bioestimulante

Imprint

Any brand names and product names mentioned in this book are subject to trademark, brand or patent protection and are trademarks or registered trademarks of their respective holders. The use of brand names, product names, common names, trade names, product descriptions etc. even without a particular marking in this work is in no way to be construed to mean that such names may be regarded as unrestricted in respect of trademark and brand protection legislation and could thus be used by anyone.

Cover image: www.ingimage.com

This book is a translation from the original published under ISBN 978-620-7-80816-8.

Publisher:
Sciencia Scripts
is a trademark of
Dodo Books Indian Ocean Ltd. and OmniScriptum S.R.L publishing group

120 High Road, East Finchley, London, N2 9ED, United Kingdom
Str. Armeneasca 28/1, office 1, Chisinau MD-2012, Republic of Moldova, Europe
Printed at: see last page
ISBN: 978-620-8-02938-8

KHUDOYBERDIEV DILSHOD KARIMOVICH

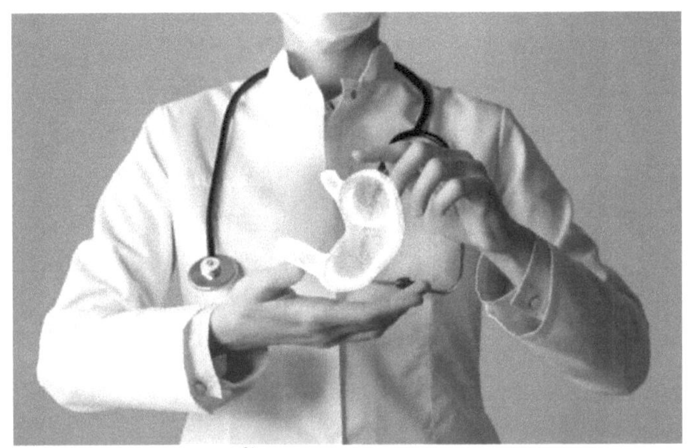

DESCRIÇÃO COMPARATIVA DA MORFOMETRIA GÁSTRICA

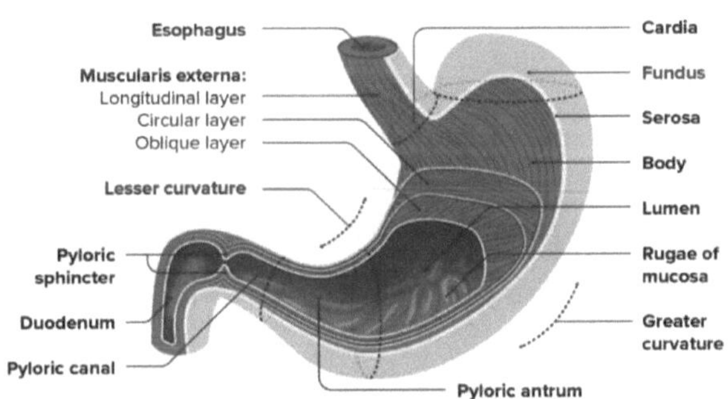

INDICADORES NA DOENÇA CRÓNICA DA LUZ E ALTERAÇÕES DA ACÇÃO BIOESTIMULANTE NA ONTOGÉNESE PÓS-NATAL

1

Índice

LISTA DE ABREVIATURAS

ACS-	American Cancer Society
M -	Mean size
m -	Mean magnitude calligraphy
ASD-2f	Antiseptic-Stimulator Dorogov's Fraction 2
Gr-	Grey (swallowed unit of light)
WHO-	World Health Organization
SIA-	Small intestine area
ARC -	Agency for Research on Cancer
(IARC)-	
Mic -	Microsivert (radiation radiation measurement unit)
GS-	Gastrointestinal system
DS -	Digestive system
MMS-	Mucous membrane of the stomach
R -	Reliable probability rate
MS-	Middle section
IAEA -	International Atomic Energy Agency
ECM -	Electronic computing machines
UP -	Upper part
FS -	Final section

Introdução

O processo de digestão dos alimentos desempenha um papel crucial na interação do organismo com o ambiente externo. O processo de digestão envolve várias substâncias presentes nos alimentos que afectam a membrana mucosa do trato gastrointestinal. No entanto, é importante notar que a associação da membrana mucosa e das principais estruturas linfóides na membrana mucosa e na submucosa não é coincidente, indicando uma relação não aleatória entre o sistema imunitário e a membrana mucosa. [1, c.1251-1271; 71, c.163; 73, c.84].

O sistema digestivo dos órgãos é considerado como o sistema de barreira que impede a entrada de vários agentes do lado externo no organismo e, por outro lado, participa nos processos de interação do ambiente externo e interno do organismo. Devido à grande proximidade entre a microbiota e os alimentos, tem um impacto potencial significativo na exposição contínua a antigénios potencialmente perigosos. [106, c.114-115].

As doenças do trato gastrointestinal (TGI) ocupam um dos primeiros lugares na morbilidade da população. Estudos epidemiológicos, realizados com base na avaliação morfológica do estado da mucosa gástrica por gastroscopia, identificaram uma proporção significativa da população que sofre de gastrite crónica. [127, c.357-369].

Os tecidos imunocompetentes do sistema digestivo são designados por "tecidos linfóides". A recirculação dos linfócitos e a resposta imunitária implicam o envolvimento de todas as partes das membranas mucosas do trato gastrointestinal. [8, c.51-54; 78, c.592].

Os linfócitos que participam na circulação estão envolvidos na maturação da composição celular dos nódulos linfáticos. [18, c.6; 71, c.163].

Após o nascimento, a colonização das membranas mucosas pela flora natural induz reacções imunológicas. Leva à expansão da população de linfócitos intra-epiteliais e a um aumento da migração de células nas criptas. [118, c.15-21].

O desenvolvimento subsequente do conhecimento sobre o sistema linfático não ignora os processos que ocorrem na atrofia dos capilares linfáticos e no interstício, que acontecem independentemente de factores externos [16, c. 4-7].

O estado morfofuncional dos órgãos do sistema digestivo sofre alterações sob a influência de vários factores do ambiente externo. As observações efectuadas durante os voos espaciais no tubo digestivo do sistema digestivo revelaram que o número de células secretoras na mucosa gástrica diminui devido ao estado anti-gravitacional do organismo e ao aumento da expressão da quimiossensibilidade [46, . c.11-16].

A alimentação artificial leva a um aumento do número de neurónios grandes dos gânglios da camada muscular do tubo digestivo e a uma diminuição do número de neurónios dos gânglios de tamanho médio (21%) [65, c. 1292-1300].

Os danos causados pelo corte, compressão e termocoagulação na camada muscular lisa da parede gástrica levam a um aumento da atividade proliferativa dos miócitos na vizinhança da úlcera gástrica [40, c. 90].

O extrato de uma casca de sobreiro (Quercus suber) aplicado na superfície de uma úlcera gástrica reduz de forma notável o tempo de cicatrização das úlceras gástricas [47, p. 128]. No entanto, nos pacientes que sofrem de hipertensão arterial, o período de cicatrização das úlceras gástricas tende a prolongar-se [88, c. 256].

Nos casos de estenose da parte pilórica do estômago, o volume das neuro-miocélulas da camada muscular lisa aumenta, levando a uma diminuição da motilidade dos componentes do músculo liso da parede gástrica [47, c. 128].

O impacto das radiações ionizantes no sistema digestivo para a digestão dos alimentos é objeto de um estudo exaustivo. Sabe-se que, nos casos de doença gástrica crónica, se observa uma diminuição da função secretora das glândulas gástricas em diferentes fases [19, c. 384; 21, c. 340; 110, c. 308-309].

Os desvios indicados são bem compensados e podem não estar associados a perturbações subjectivas. Com o agravamento geral do processo patológico, a violação da atividade secretora-motora anormal é substituída por uma diminuição mais estagnada e legal [25, c.28-32].

São numerosos os estudos sobre o efeito da ingestão de águas minerais nos receptores da mucosa, na acidez do suco gástrico, no motor do sistema gastrointestinal, no aparecimento da bílis, nas trocas electrolíticas e nos temas dos níveis hormonais [86, c.12]51-53; 38, c.140].

Quando o pesticida "Fastokin" foi introduzido no organismo de animais durante a investigação experimental, foram observadas alterações, ou melhor, inflamações na mucosa gástrica. Nas investigações, a seleção do estômago foi explicada por uma elevada percentagem de várias doenças neste órgão na maioria dos indivíduos, com explicações dadas sobre a ocorrência de inflamações e úlceras gástricas. No entanto, a informação sobre a estrutura rara de todos os componentes que constituem a parede gástrica é ainda insuficientemente abordada na literatura científica. [50, c.21-24; 127, c.357-369].

Foram estudados os efeitos do bioestimulador ASD-2f nas alterações morfológicas da mucosa gástrica em pacientes com gastrite duodenal (D.A. Hasanova, 2020), pilórica (M.R. Turdiev, 2020), ulcerativa (R.R. Baymuradov, 2021) e bulbar (J.J. Bakhronov, 2021), tendo sido obtidos resultados positivos. No entanto, a informação sobre a parte central do sistema digestivo, nomeadamente o estômago, não está bem representada na literatura científica.

A este respeito, é muito importante aprofundar a investigação sobre a morfologia do estômago nos casos de gastrite crónica sob a influência do bioestimulador ASD-2f.

Nos dias de hoje, a questão da obtenção de substâncias biologicamente activas para corrigir a influência dos factores sócio-ecológicos no organismo, bem como para a correção do metabolismo e da imunidade, continua a ser relevante.

Os bioestimulantes e os adaptogénios podem melhorar a resposta global do organismo ao stress físico e emocional. O vasto espetro de efeitos farmacológicos de vários compostos activos biológicos (BAC) encontrados em muitas plantas está bem documentado na literatura como tendo um efeito geral de promoção da saúde (organoprotector) no organismo. [53, c.132].

Entre os métodos existentes de terapia de tecidos, a preparação ASD (Anti-sético-Estimulador de Dorogov) ocupa um lugar distinto. É aceite tanto por via oral como parentérica e é considerado um poderoso estimulador das funções vitais do organismo. Para além das suas propriedades estimulantes, possui também efeitos anti-sépticos quando utilizado localmente.

Nos estudos efectuados, a composição química [2, p. 5], as propriedades, as caraterísticas toxicológicas (irritante local, embriotóxico, teratogénico e efeitos cumulativos), os efeitos farmacológicos nos mecanismos bioquímicos do organismo, o impacto nos processos oxidativos do corpo, o seu efeito na microflora intestinal, Salmonella e Pasteurella, bem como o seu significado como hepatoprotector para animais e aves na prevenção de doenças nos órgãos digestivos e a sua influência no desenvolvimento de estruturas no estômago dos pintos, foram todos minuciosamente examinados [67, p. 227-229].

O medicamento tem um impacto de largo espetro no organismo. Acelera o metabolismo e os processos oxidativos, aumenta a saturação de oxigénio no sangue, melhora a digestão gástrica, melhora a assimilação dos alimentos, estimula a atividade cardíaca e ajuda na respiração.

Nos estudos científicos efectuados por um grupo de investigadores, foi sublinhada a utilização do preparado no tratamento de várias doenças [126, p. 2510-2515].

A literatura disponível fornece informações limitadas sobre os efeitos da preparação ASD-2f na digestão dos alimentos e o seu impacto na função e morfologia da mucosa gástrica. Além disso, a questão da correção das alterações na mucosa gástrica e da utilização de bioestimuladores (como o ASD) para a radioterapia (doença gástrica) continua a ser um tópico aberto e desafiante até à data.

Capítulo 1. VISÃO GLOBAL DO EFEITO DE FORMAÇÃO MORFOMÉTRICA PARAMÉTRICA (ANÁLISE LITERÁRIA)

1.   1. A importância do estudo dos parâmetros morfométricos das paredes do estômago para a medicina prática

Para efeitos de investigação, a seleção do estômago é explicada com várias manifestações de doenças em 35% dos indivíduos [28; 124-b.]. Entre estas doenças, a gastrite e as úlceras gástricas constituem uma percentagem mais elevada em relação às outras. É de salientar que as informações sobre as estruturas raras que constituem a parede gástrica são escassas na literatura científica [105; 165-168-b.].

De um modo geral, as informações relativas ao sistema digestivo, nomeadamente a ontogénese do estômago, são de particular interesse [32; 140-b.; 33, 136-b.; 34; 39-40-b.; 37; 44-46-b.; 68; 234-239-b.]. Durante a ontogénese do estômago, existem desafios de desenvolvimento notáveis, e esta questão é estudada com base na duração das alterações microscópicas estruturais da mucosa gástrica e nas suas caraterísticas fase a fase [91; 910-b.]. A compreensão da correlação entre as alterações morfológicas e citológicas em órgãos com o componente de tecido linfoide tem uma importância significativa. Estes tecidos não só participam nas respostas imunitárias, como também têm o potencial de influenciar a formação e a estrutura dos órgãos. Foi formulado o conceito de "nexo linfócito - morfogénese" [24;.13-b.].

Segundo conceitos modernos, o estômago é considerado um

órgão intermediário exócrino-endócrino, e seus tecidos linfóides são componentes do sistema MALT - Mucosa Associated Lymphoid Tissue. A reatividade do sistema MALT pode ser observada em várias doenças respiratórias, tais como infecções respiratórias frequentes, adenotonsilite faríngea, sinusite, otite, estomatite recorrente e gastrite com maior risco de desenvolvimento de linfoma [9; 128-b.].

Em condições fisiológicas, a integridade da mucosa gástrica é mantida por vários factores: "barreira" muco-bicarbonato-fosfolípidos da superfície epitelial, "barreira" epitelial contendo bicarbonato, muco e fosfolípidos, péptidos- trilisnicks, prostaglandinas (PG), contactos estreitos do epitélio superior com as microvilosidades gerando proteínas de choque térmico, proliferação de células progenitoras (mediada por factores que determinam a ordem de crescimento, PGs e factores que asseguram a viabilidade celular), a renovação contínua das células sem rutura da microestrutura da mucosa gástrica, o fornecimento de sangue por redes capilares na mucosa gástrica, a barreira endotelial, a inervação sensorial e a existência de mecanismos protectores como as PGs e a geração de óxido de nitrogénio NO.

Proteção da barreira da mucosa gástrica: a) É formada por elementos estruturais que impedem a entrada de agentes nocivos no seu interior; b) É composta por vários mecanismos de proteção que asseguram uma cicatrização rápida das zonas danificadas. Estes mecanismos envolvem numerosas comunicações internas interligadas e são regulados por múltiplas moléculas químicas ou mensageiros [79; 83-86-6.]

Se um antigénio não for específico da mucosa gástrica, durante o período de desenvolvimento gástrico, afecta a forma da parede gástrica do feto e dos recém-nascidos. Este efeito ocorre em conjunto com os sistemas nervoso e endócrino, mediado por linfócitos. A compreensão das interações morfofuncionais entre os linfócitos e os epiteliócitos é essencial para compreender o conceito de desenvolvimento e função dos órgãos [85, 28-29-6.]

As infecções virais, em particular a influência do vírus da gripe na morfogénese gástrica, não foram extensivamente estudadas. A forma nosológica da gripe constitui 95% de todas as doenças infecciosas e ocupa uma posição de liderança entre elas [20; 286-289-6.; 87; 36-39-6.; 12; 20-6.].

Todos os anos, a epidemia de gripe afecta até 15% da população mundial, sendo que as mulheres grávidas se encontram entre os grupos de alto risco e são particularmente susceptíveis a consequências graves. Durante a gravidez, a influência do vírus da gripe perturba a homeostase do sistema mãe-placenta-feto, podendo provocar desequilíbrios hormonais, perturbações digestivas, alergias a determinados alimentos, morfogénese gástrica anormal e até gastroduodenite crónica nos bebés. Para evitar a neutralização das toxinas do vírus da gripe e minimizar o impacto na morfogénese gástrica, a utilização de vacinas contra a gripe é fortemente recomendada e apoiada por provas epidemiológicas convincentes [64; 456-456-6.; 27; 4-9-6.].

A exposição prolongada e generalizada à poluição pode provocar perturbações notáveis na morfogénese e na estrutura da barreira da mucosa gástrica [81; 6263-6].

Nos estudos de Rasulev K.I. (1991) e Nabokova L.A. (2005) e

de outros morfologistas, foi revelado que a barreira da mucosa gástrica dos seres humanos e dos animais experimentais é formada principalmente pela membrana serosa e pela camada muscular, que são compostas por fibras longitudinais e oblíquas, bem como pela camada mucosa [75;140-6.; 63; 139-6.].

A orientação da camada muscular da parede gástrica, particularmente na região do piloro, varia significativamente, como indicado por autores como Bekov T.A. (2004). Em alguns indivíduos, a camada muscular está orientada principalmente da direita para a esquerda, enquanto noutros está orientada transversalmente. Esta orientação da camada muscular e a espessura da barreira muscular estão relacionadas com a forma do estômago (quando o estômago tem a forma de um "tubo", a camada muscular é mais espessa do que quando o estômago tem a forma de um "saco", onde a camada muscular é mais fina). O tecido muscular do estômago humano também inclui células chamadas "células intersticiais de Kahaln", que desempenham um papel na coordenação da contração das fibras musculares de acordo com as suas caraterísticas ultra-estruturais [22; 23-6.; 13; 19-6.; 133; 65-6.].

A presença de numerosas ligações intercelulares entre as células intersticiais, as células musculares lisas e os terminais nervosos sugere o seu potencial envolvimento na regulação vegetativa da atividade funcional dos músculos gástricos [134; 682-6866.] Isto indica a provável participação de um sistema de integração na regulação vegetativa da sua atividade funcional [129; 334-346-6.].

O sistema imunitário da via gástrico-intestinal está altamente desenvolvido. Ao longo do percurso de digestão dos alimentos, é encontrada uma variedade de antigénios, tais como vírus, bactérias e alergénios alimentares. A principal função deste sistema imunitário intestinal é a proteção contra estes antigénios. Dentro da via gástrica-intestinal, existe um tecido linfoide imunocompetente, que constitui cerca de 25% da barreira da mucosa gástrica e é equivalente a quase metade da massa total da mucosa do trato gastrointestinal. Cerca de 75% das células imunocompetentes estão localizadas no sistema imunitário do trato digestivo [102; 416-6.; 114; 18-6.; 95; 19-24-6.].

O tecido linfoide localizado nas paredes dos órgãos gastrointestinais é considerado um mecanismo de defesa crucial do organismo contra influências nocivas [14; 453-6]. Este tecido linfoide está presente em todo o trato gastrointestinal, incluindo o trato respiratório superior, as amígdalas e os gânglios linfáticos, entre outros órgãos linfóides secundários. O anel amigdalino de Waldeyer, localizado na parte terminal do trato respiratório superior, é formado pelos nódulos linfóides das placas de Peyer. Em condições normais, há menos folículos linfóides ou menos desenvolvidos no apêndice vermiforme ou no trato gastrointestinal [123; 49-50-6.; 97;169-179-6.].

A presença de estruturas linfóides no apêndice vermiforme ou no trato gastrointestinal não é uma coincidência, uma vez que o tempo de trânsito do apêndice nestes órgãos é rápido e, por conseguinte, pode não proporcionar um contacto suficiente com os microrganismos. No entanto, durante a inflamação, infeção ou exposição a antigénios noutros locais do trato gastrointestinal, o tecido linfoide pode sofrer alterações para responder ao estímulo antigénico [125; 72-73-6.; 124; 347-355-6.]. Em condições patológicas, este tecido linfoide também pode ser observado como sendo mais reativo (López Rocío del Pilar, Andrade Rafael, 2014).

O corpo humano é normalmente descrito como estando num estado de "luta ou fuga", em que está constantemente a mover-se para se defender contra factores nocivos que podem causar danos. Estes factores incluem toxinas, bactérias, fungos, parasitas e vírus. Todos eles podem levar ao colapso e mau funcionamento de diferentes partes do corpo e, se não forem controlados, podem perturbar seriamente as funções normais do corpo humano. O objetivo do sistema imunitário é atuar como o exército pessoal do organismo, constantemente em guarda para o proteger de potenciais infecções e toxinas [137; 84-90-6.; 41; 43-6.].

O sistema imunitário humano pode ser dividido em dois grandes grupos: o sistema imunitário inato e o sistema imunitário adaptativo [69; 232-6.; 70; 256-6.]. O sistema linfático é quase paralelo ao sistema circulatório, sendo que os vasos linfáticos transportam um fluido chamado linfa. A linfa é um líquido aquoso que normalmente se assemelha ao plasma e é desprovido de quaisquer células sanguíneas [17; 7-10-6.; 97; 22-6.]. O sistema linfático tem uma rede complexa de vasos linfáticos que transportam a linfa (transportando linfócitos, células T e B, entre outras) e desempenham um papel crucial no funcionamento do sistema imunitário adaptativo [73; 168-6.]

O sistema linfático proporciona um espaço para os linfócitos, que são células do sistema imunitário, residirem em todo o corpo. Os linfócitos tendem a reunir-se em regiões específicas dos tecidos do corpo, como os tecidos linfóides do trato gastrointestinal, e desempenham um papel na defesa do corpo contra quaisquer infecções transmitidas pelo ar [4; 44-6.; 90; 87-88-6.; 82; 133-134-6.; 83; 139-6.].

Os gânglios linfáticos nos seres humanos são pequenas estruturas ovais que variam em tamanho de 1 mm a 25 mm. Estão ligados a vasos sanguíneos e nervos e servem de pontos de entrada e saída para os vasos linfáticos. Alguns gânglios linfáticos são aferentes, o que significa que a linfa entra neles, enquanto outros são eferentes, o que significa que a linfa sai deles [123; 49-50-6.; 125; 72-73-6.; 137; 84-90-6.].

Até à data, grande parte da investigação científica tem sido dedicada à investigação dos tecidos linfóides associados ao trato gastrointestinal humano e animal. Os tecidos linfóides da parede intestinal fornecem proteção contra vários perigos genéticos e específicos do género, incluindo microrganismos, os seus produtos metabólicos e antigénios alimentares, assegurando a saúde e a sustentabilidade do organismo. A organização das estruturas linfáticas na parede intestinal envolve a presença de folículos linfáticos e gânglios linfáticos [31; 24-26-6.; 6; 25-6.].

Os tecidos linfóides da parede intestinal são responsáveis pela proteção do corpo contra vários perigos genéticos e específicos do género, tais como microrganismos, produtos das suas actividades vitais, antigénios alimentares, etc., garantindo assim a saúde e a sustentabilidade do organismo. A organização do sistema linfático da parede intestinal envolve a presença de folículos linfáticos e gânglios linfáticos [101; 11-17-6.; 104; 60-62-6.; 35; 340-6.; 36; 125-129-6.].

Em animais grávidas expostas a antigénios, foi observado um aumento da proporção de células linfóides na mucosa intestinal da placenta. Nos roedores, a formação da estrutura linfática do intestino é mediada pela migração dos vasos sanguíneos. As estruturas linfáticas do intestino têm uma maior proporção de linfócitos do grupo sinusoidal, como indicado pelos indicadores. A população de linfócitos nas estruturas linfáticas é dominada por linfócitos pequenos quando comparada com outros tipos de linfócitos [85; 28-29-6.; 41; 43-6.].

A parede intestinal contém interconexões bem desenvolvidas, elementos ganglionares que constituem um único aparelho nervoso intramural, fibras nervosas e plexos, bem como uma grande quantidade de estruturas nervosas sensoriais. A este respeito, o número e o volume dos gânglios nervosos são registados principalmente na região pilórica, indicando uma tendência crescente [51; 21-24-6.]

A inervação da parede intestinal, incluindo a rede capilar, a camada muscular e o aparelho nervoso, é caracterizada por fortes interconexões funcionais e morfológicas, destacando a importância da sua influência mútua. Em animais lactantes, a inter-relação estrutural-funcional dos plexos nervosos extramurais e intramurais na parede intestinal está principalmente ligada aos mecanismos reguladores únicos das actividades intestinais e de digestão dos alimentos [79; 83-

86-6.]

A posição especial do estômago entre os membros do tubo digestivo determina a atração do ximus como um elo importante na sua propulsão e na sua decomposição, bem como o facto de ser um membro multiactivo que proporciona os processos de absorção exócrina e endócrina de substâncias simples e de troca[63; 139-b.].

§1.2. Descrição dos indicadores morfológicos do desenvolvimento pós-natal do estômago dos seres humanos e dos mamíferos

Muitos autores obtiveram informações sobre as caraterísticas anatómicas do trato gastrointestinal em seres humanos e em animais de laboratório, utilizando vários modelos experimentais do sistema digestivo em diferentes condições patológicas. De acordo com as suas conclusões, tanto os seres humanos como os animais de laboratório apresentam diferenças significativas nos seus sistemas digestivos [66; 1292-1300-6.; 68; 234-2396.]. Comparando a literatura recente, é evidente que, a este respeito, os roedores, em particular os ratos, desenvolveram bolsas únicas e protuberâncias cecais, que indicam um desenvolvimento significativo na sua função apendicular [94; 23-25-6.; 95; 19-24-6.].

O trato gastrointestinal dos roedores, como os ratos, pode ser dividido em três partes principais: o estômago, o duodeno e a região pilórica. Estas partes diferem na sua estrutura, especialmente no relevo e na histologia da mucosa gástrica. Embora exista uma extensa literatura sobre o grande número de bolsas encontradas especificamente na mucosa gástrica de roedores [96; 212-214-6.; 105; 165-168-6.], a razão para a ausência de tais bolsas na região pilórica permanece obscura, e suas caraterísticas histológicas ainda estão sendo investigadas. No entanto, é possível que a atividade funcional da mucosa gástrica possa ser influenciada por efeitos bacterianos durante a digestão dos alimentos [109; 200-6.; 93; 132-6.].

De acordo com a investigação de Khrun V.Kh. et al. (2019), a localização principal do ceco nos roedores é adjacente ao intestino delgado e ao cólon, sendo este último a maior parte e estendendo-se do ceco ao reto. Estas duas partes interligadas do ceco e do cólon formam um trânsito contínuo que tem cerca de 1 metro de comprimento nos roedores, significativamente mais curto do que nos humanos, que tem cerca de 4-5 metros de comprimento.

Com base na informação disponível, parece que, nos roedores, o ceco está primariamente ligado apenas ao intestino delgado e não tem ligações separadas a outras partes. Assim, pode ser separado do intestino delgado sem o dividir em várias secções. A primeira secção do ceco é semelhante em estrutura ao apêndice humano, muitas vezes referido como o "ceco ileocecal" [39; 127128-6.]. É importante notar que a mucosa do ceco em roedores forma frequentemente estruturas semelhantes a válvulas em intervalos maiores, também conhecidas como "válvulas de Kerking" [41; 43-6.]. Este termo indica a adaptação destas estruturas para facilitar a interação completa da bílis e das enzimas necessárias para o processo de digestão [113; 79-80-6.].

O principal componente destas estruturas é o tecido amigdalino cecal, que está rodeado por pequenas bolsas cecais, também designadas por pregas superiores do intestino delgado. Ao contrário de outras espécies, como os humanos, nos roedores, estas bolsas cecais não são contínuas, mas formam manchas separadas que estão ligadas através de dobras especializadas da superfície de contacto, facilitando a interação e a absorção de certas substâncias [30; 228-232-6.; 76; 258-260-6.].

Muitos investigadores salientam a variação significativa dos parâmetros morfométricos na estrutura microscópica do ceco dos ruminantes, que está intimamente associada às suas caraterísticas únicas. Estes parâmetros reflectem a especificidade da estrutura do ceco, a sua adaptação evolutiva e fornecem frequentemente informações sobre o seu estatuto sistemático. A quantidade relativa de compartimentos do rúmen está ligada às formas e caraterísticas morfológicas do ceco em diferentes espécies animais [1; 1251-1271-6; 60; 21-22-6.]

Nos seres humanos, o desenvolvimento das bolsas cecais completa-se durante a infância (até aos 3 anos de idade). A musculatura do ceco sofre alterações morfológicas que são adaptadas às novas exigências funcionais aquando da transição de uma dieta líquida para uma dieta sólida. Durante este período, observa-se o espessamento das dobras, espirais e curvaturas do ceco, o que geralmente indica a reconfiguração da via de digestão. O alongamento das dobras em espiral da bolsa cecal está relacionado com a ampliação da orientação tangencial das camadas musculares. Nesta fase inicial da vida (os primeiros três anos), a parede cecal apresenta diferenças na estrutura reticuloelástica, tanto global como específica de cada secção [103; 98-6.; 93; 132-6.; 112; 136-139-6.]

Durante o segundo período pós-natal [idades 3-12], há um aumento notável na espessura das camadas musculares do ceco, acompanhado por mudanças estruturais internas significativas. Geralmente, o desenvolvimento da estrutura reticuloelástica ocorre para toda a bolsa e é especificamente adaptado a secções individuais. Entre as idades de 12 e 20 anos, observa-se o crescimento acelerado de todas as estruturas morfológicas do ceco, indicando uma forte correlação das camadas musculares com os compartimentos adjacentes [22; 23-6.; 10; 126-6.; 13; 19-6.]. Notavelmente, a relativa estabilidade morfológica dos componentes da estrutura da parede cecal ocorre entre as idades de 21 e 35 anos [10; 126-6.; 13; 19-6.].

No período pós-natal, a partir do segundo ano, até atingir idades avançadas, a parede cecal sofre alterações escleróticas e involutivas. Os processos de atrofia são intensificados e as complexas fibras de colagénio da estrutura do tecido conjuntivo acumulam-se. Com a idade, as alterações degenerativas tornam-se evidentes nas camadas do ceco longitudinal e espiralado e, mais tarde, a atrofia da camada espiralada torna-se aparente [119; 1-37-6.] Simultaneamente, na parede cecal, formam-se células glandulares, camadas e tecidos musculares distintos dentro dos compartimentos [13; 19-6.].

Os estudos de Khalayko A.Zh. (1997) e Gabella G. (2002) centraram-se na investigação da organização estrutural e metabólica do músculo liso visceral, enquanto Zashikhin A.L. e Selin Y. (2001) examinaram o heteromorfismo dos elementos internos dos miócitos lisos, classificados em três subpopulações (pequena, média e grande). A diferenciação dos miócitos dentro destas subpopulações pode ser observada com base nos seus parâmetros estruturais e metabólicos, permitindo a caraterização de três tipos de células musculares lisas como subtipos distintos. Os miócitos pequenos representam os elementos em proliferação (cambial) e em diferenciação, enquanto os miócitos médios constituem a parte mais numerosa e funcionalmente ativa da população de miócitos. Os miócitos maiores são considerados a fase terminal da diferenciação mioblástica. A modulação do fenótipo dos miócitos e a composição estrutural da população de miócitos determinam a adaptabilidade funcional do tecido muscular liso. Todo o tecido muscular liso demonstra alta plasticidade [42; 195-6.].

O sistema digestivo é um dos sistemas primários nos recém-nascidos, uma vez que encontra diretamente vários antigénios do ambiente externo através do contacto direto. Esta interação realça o papel significativo do sistema imunitário na adaptação às novas condições do sistema digestivo e a sua importância no cumprimento das suas funções específicas [7; 53-55-6.]. Durante o período de desenvolvimento, a parede cecal contém estruturas linfáticas [6; 25-6.; 31; 24-26-6.].

Nas crianças e nos adolescentes, observa-se a forma mais desenvolvida dos nódulos linfáticos do sistema imunitário, incluindo os que se encontram no interior da camada muscular lisa. Posteriormente, durante as fases mais avançadas da imunogénese, há um declínio no tamanho e na atividade destas estruturas, o que é conhecido como involução [101; 1117-6.; 67; 227-229-6.].

A camada muscular lisa do trato gastrointestinal contém numerosos elementos ganglionares, fibras nervosas e plexos que formam um sistema nervoso intramural complexo. A quantidade e o volume dos gânglios nervosos nos plexos entéricos tendem a aumentar, particularmente na área de libertação dos gânglios [43; 48-53-6.; 44; 61-676.; 99; 208-6.].

A inervação da rede capilar, da camada muscular e do aparelho epitelial no trato gastrointestinal apresenta uma forte ligação funcional e morfológica. A existência de uma relação funcional e morfológica robusta entre a inervação extramural e intramural é evidente quando se compreendem as tarefas estruturais dos plexos nervosos no trato gastrointestinal e a regulação das funções relacionadas com a digestão [62; 20-6.; 74; 36-39-6.; 79; 83-866.].

Durante os primeiros dias do desenvolvimento pós-natal, observa-se um rápido crescimento dos neurónios efectores. À medida que a vida dos bezerros chega ao final do primeiro mês e passa por processos de diferenciação dos elementos celulares sob diferentes condições (equilíbrio hormonal, mudanças na nutrição), e quando há uma demanda maior para a regulação do peristaltismo ruminal, a maturação das estruturas aferentes entre os músculos se acelera. Neste processo, a densidade de nervação dos plexos nervosos adrenérgicos aumenta e observa-se uma diminuição do conteúdo de catecolaminas na sua estrutura [77; 249-6.; 79; 83-86-6.].

Além disso, as alterações relacionadas com a idade no sistema nervoso autónomo são caracterizadas por um aumento da população de células gliais e uma diminuição do número de neurónios, acumulação de lipofuscina nos neurónios e redução do número e da interconexão dos dendritos [99; 208-6.; 108; 103-6.; 119; 1-37-6.].

Observam-se várias alterações relacionadas com a idade na via rúmen-intestino, explicadas principalmente pela acumulação de toxinas que podem causar danos às células nervosas [93; 132-6].

As células da glia diferem dos neurónios devido ao seu maior tamanho nuclear. Quando a atividade do sistema nervoso diminui, ocorrem várias alterações estruturais no sistema nervoso intramural do rúmen, o que, por sua vez, afecta a manifestação morfológica do aparelho nervoso, levando a alterações nas actividades motoras e secretoras do rúmen durante o período de resposta, tanto no homem como nos animais. Estas alterações envolvem principalmente os neurónios efectores, que são neurónios de axónio longo, e a sua atividade funcional reduzida. As mudanças destrutivas nos plexos intramurais do rúmen resultam na amplificação de distúrbios funcionais que podem eventualmente levar a uma patologia significativa, e isso é descrito como o desenvolvimento da síndrome de desnervação [132; 799-809-6.; 130; 181-1886.].

O aparelho vascular do revestimento muscular do rúmen sofre alterações relacionadas com a idade, não só na forma dos vasos sanguíneos, mas também no aumento das anastomoses entre eles e nas alterações das dimensões das partes de fornecimento e de drenagem

[61; 20-6.; 107; 42-44-6.].

As alterações morfológicas do revestimento muscular do rúmen ocorrem ao longo de toda a ontogenia pós-natal. De acordo com a literatura [92; 115-116-6.], durante a ontogenia pós-natal do revestimento muscular do rúmen, o seu rápido crescimento e desenvolvimento, bem como a sua adaptação às mudanças nos regimes alimentares, levam a alterações na composição dos alimentos ingeridos e no seu processo de digestão. Estas alterações resultam num aumento significativo das proporções dos elementos musculares e do tecido conjuntivo, juntamente com a complexificação da estrutura do colagénio e o desenvolvimento progressivo de alterações estruturais distróficas. Além disso, o alinhamento das células fibrosas entre as camadas do rúmen e os plexos musculares é efectuado em várias fases. Durante este processo, observa-se uma diminuição do tónus que ocorre durante o período de resposta e uma diminuição da força e da velocidade dos movimentos peristálticos, levando a perturbações funcionais no rúmen [120; 415-445-6.; 121; 917-929-6.; 136; 135-142-6.].

As alterações nos vasos sanguíneos da parede do rúmen em relação à idade não estão apenas relacionadas com a forma dos vasos sanguíneos, mas também envolvem um aumento no número de anastomoses entre eles. Além disso, as mudanças proporcionais nas dimensões das partes que se contraem e se dilatam desses vasos também são observadas [61; 20-6.; 128; 5451-5455-6.].

A transformação morfológica da estrutura arterial da parede do rúmen desempenha um papel importante para assegurar o nível de perfusão necessário durante as diferentes fases dos processos digestivos e está associada a ajustamentos funcionais essenciais. Em indivíduos mais jovens e mais velhos, o estado de colapso dos plexos arteriais e venosos no revestimento muscular do rúmen leva a uma perturbação da perfusão e contribui para o desenvolvimento de distúrbios funcionais e alterações atróficas [77; 249-6.; 92; 115-116-6.; 99; 208-6.].

Embora a estrutura da camada muscular do rúmen tenha sido extensivamente estudada por muitos investigadores em seres humanos e animais, ainda há pouca informação disponível sobre as caraterísticas estruturais da parede mucosa do rúmen em várias áreas [96; 212-214-6].

A literatura apresenta uma ampla descrição da angioarquitetura dos vasos sanguíneos do rúmen. No entanto, falta informação específica sobre a caraterização morfométrica destes vasos, incluindo diferenças no fornecimento de sangue e na dinâmica de desenvolvimento, para cada secção da parede do rúmen. A análise da literatura disponível não fornece provas suficientes sobre a extensão organizada das alterações relacionadas com a idade na parede do rúmen dos ruminantes. Por conseguinte, a análise morfológica comparativa das secções do rúmen em diferentes grupos etários, juntamente com as caraterísticas da sua adaptação morfofuncional a várias influências experimentais e a identificação de variações na dieta e nos regimes alimentares, seria particularmente relevante para a investigação futura.

§1.3. Influência dos factores ambientais externos nos parâmetros morfométricos da parede do estômago

O ambiente ácido do rúmen (RAE) é influenciado por várias substâncias e factores, tais como grandes quantidades de ácido clorídrico, pepsina, bílis, toxinas nos alimentos, álcool e a presença da bactéria Helicobacter pylori, bem como flutuações de temperatura e osmolaridade. Apesar da exposição a agentes potencialmente nocivos, o rúmen é capaz de preservar a sua integridade estrutural e funcionalidade [133; 1547-1565-6.].

A exposição à radiação é uma questão complexa, não só do ponto de vista radiobiológico, mas também no que diz respeito ao seu significado social. O sistema imunitário é o primeiro a responder a vários factores de stress. Por conseguinte, é realizada uma investigação contínua para averiguar as reacções dos órgãos linfóides a estímulos externos. Embora a frequência da exposição à radiação tenha diminuído, esta continua a ser relevante e continua a ser estudada.

Foram efectuados numerosos estudos científicos sobre os efeitos das radiações, especialmente após acontecimentos radiológicos significativos. Apesar dos muitos estudos que investigam os seus efeitos adversos no organismo e nas suas várias funções, a utilização da tecnologia das radiações não diminuiu, mas continua a aumentar ao longo dos anos. Este aumento da utilização conduziu a alterações significativas nos mecanismos de defesa imunitária e noutros sistemas [23; 14-19-6.; 49; 91-93-6.; 51; 343-346-6.].

A principal função do sistema imunitário é proteger o organismo da influência de antigénios externos, da exposição à radiação e dos efeitos das doenças oncológicas, particularmente durante a radioterapia. Desempenha um papel crucial na manutenção da estabilidade do ambiente interno do organismo e assegura a sua monitorização constante [3; 137-139-6.; 54; 168-6.; 56; 96-6.]. O sistema linfático, que é uma parte ativa do sistema imunitário, contribui significativamente para a sua formação e funcionamento, tornando-o altamente intrigante. Esta atividade é levada a cabo através dos mecanismos naturais e adaptativos do organismo.

Tanto investigadores locais como estrangeiros demonstraram que o sistema imunitário é mais eficaz em condições extremas [76; 258-260-6.; 83; 133-134-6.; 94; 23-25-6.; 119; 18-6.]. As intervenções experimentais e os factores ambientais externos têm um impacto abrangente nas caraterísticas morfofuncionais da mucosa do rúmen, tornando-a uma área de investigação essencial na biologia e medicina contemporâneas para abordar questões relevantes. A análise dos princípios da sua vascularização e inervação ajuda a compreender a patogénese das doenças e a identificar alterações no aparelho vascular e de inervação. Consequentemente, várias intervenções experimentais conduzem a alterações morfológicas na camada muscular do rúmen, que são proporcionais à duração da exposição, demonstram uma dinâmica específica e envolvem alterações polimórficas [59; 111-6.; 89].

A hipertrofia da camada muscular das camadas profundas do rúmen é observada em casos de úlceras gástricas, incluindo as causadas pela infeção por Helicobacter pylori e, por vezes, como resultado de distúrbios auto-imunes [98; 22-6.; 122; 5612-9-6.]. Esta condição é mais comum em homens idosos e pode ser atribuída a vários factores, como uma nutrição desequilibrada, ingestão inadequada de vitaminas, minerais e elementos essenciais, monitorização ou regulação insuficiente da acidificação ruminal ou o uso prolongado de medicamentos não controlados ou não regulamentados. Além disso, o consumo excessivo de bebidas alcoólicas, a exposição profissional a metais pesados durante a produção, os efeitos de toxinas e outros factores podem contribuir para esta condição [133; 1547-65-6.]

A adaptação dos componentes estruturais da parede do rúmen às condições variáveis do ambiente é caracterizada pela sua capacidade de se ajustar a cargas funcionais aumentadas e diminuídas [115; 49-69-6.; 116; 2895-2901-6.; 117; 290-298-6.; 131; 197-198-6.]. Quando a carga funcional sobre os vasos sanguíneos e as estruturas internas diminui no tecido muscular do rúmen, a atrofia das células musculares e a sua degeneração podem ser observadas [52; 343-346-6.].

As condições de acumulação de componentes do tecido conjuntivo e a esclerose das fibras musculares, bem como o desenvolvimento de hialinose, são observadas no contexto da atrofia muscular [45; 47-b; 111; 51-55-b; 135; 213-220b.].

Muitos estudos experimentais têm-se dedicado a explorar as elevadas capacidades regenerativas do tecido muscular liso. Durante o processo, as células adaptativas participam ativamente na síntese da matriz extracelular na área danificada por lesões mecânicas, levando à reforma do tecido muscular liso por miócitos lisos de pequena diferenciação na região do miométrio [112; 136-139-b.]. No tecido conjuntivo formado, os miócitos "sintéticos curtos" constituem cerca de 9% e são preservados por um longo período [103; 98-b.].

O trabalho de investigação realizado pelo pessoal da Universidade Médica de Tomsk teve como objetivo investigar os efeitos da extirpação das glândulas salivares e da perda de secreção salivar no estado morfofuncional do tecido muscular liso da cavidade oral. Os resultados dos estudos indicam que a sialadenectomia prolongada conduz a alterações atróficas nos componentes estruturais do aparelho muscular liso. As alterações morfofuncionais da glândula salivar após várias lesões etiológicas têm sido associadas ao mecanismo universal de ativação molecular-celular da oxidação dos radicais livres dos lípidos. Esta condição resulta numa deterioração estrutural contínua da membrana e no desenvolvimento de diversos processos distróficos e necróticos nas paredes da glândula salivar [57; 5-15-b.].

As revisões da literatura sugerem que em várias condições patológicas dos sistemas do organismo (neuroses, histeria, doenças alérgicas, invasões de parasitas, enfarte do miocárdio, distúrbios endócrinos, etc.), a perturbação funcional da glândula salivar foi significativamente observada [36; 125-129-b.; 41; 43-b.; 55; 81- 84-b.].

A informação obtida da literatura fornece provas da possibilidade de factores exógenos com uma natureza inadequada induzirem alterações estruturais visíveis na parede da glândula salivar. As publicações que se centram na investigação detalhada de reacções separadas das glândulas salivares a influências patológicas servem de evidência para o estudo do impacto da radiação como fator exógeno nas alterações da parede das glândulas salivares. No entanto, são escassos os estudos específicos que abordam diretamente o efeito da radiação nas alterações da parede das glândulas salivares.

§1.4. O efeito da 2-fração do estimulador antissético Dorogov nas propriedades morfofuncionais do estômago.

Os factores sociais e ecológicos contribuem para o aumento da incidência de doenças nos seres humanos e nos animais, o que exige um maior aperfeiçoamento das substâncias biológicas activas para a correção do metabolismo e do sistema imunitário [29; 1-5-b.].

O académico Filatov V.P. e os seus colegas descobriram um novo grupo de substâncias activas biológicas naturais chamadas "estimuladores biogénicos". Estes agentes são atualmente utilizados em vários campos da medicina clínica moderna e são preparados sob a forma de preparações medicinais de plantas, animais e suas combinações [11; 19-22b.].

Os estimuladores biogénicos e os adaptogénicos aumentam a resistência global do organismo ao stress físico e emocional. Muitos compostos biológicos activos encontrados nos produtos à base de plantas têm um amplo espetro de efeitos farmacológicos, servindo como agentes gerais de melhoria da saúde (organoprotectores) [53; 132-b.].

Foram estudados os efeitos de vários bioestimuladores obtidos de diferentes fontes. Por exemplo, a utilização de compostos metabólicos como o ácido succínico demonstra efeitos imunobiológicos na aplicação de substâncias medicinais [5; 66-b.; 55; 81-84-b.].

Após uma análise comparativa dos indicadores de saúde dos estudantes universitários antes e depois do fitoadaptógeno e da profilaxia de ativação, que são reacções de adaptação, foram revelados os seguintes resultados: o número de estudantes com um nível de saúde bom e estável que foram submetidos a uma terapia de ativação com extrato de Eleutherococcus aumentou significativamente, atingindo 30,1% [58; 352-354-b.].

O ASD (estimulante anti-sético de Dorogov) é um medicamento veterinário desenvolvido por A.V. Dorogov em 1948. Trata-se de uma preparação original especificamente concebida para a decomposição térmica de tecidos animais (estrume animal seco, farinha de carne e ossos de fábricas de transformação de carne, bem como órgãos e tecidos animais). O ASD é produzido em duas fracções: ASD f-2 (para uso interno e externo) e ASD f-3 (para uso externo). O ASD f-2 pertence ao grupo dos imunomoduladores [2; 5-b.].

O ASD ocupa um lugar único entre os componentes da terapia animal. Serve como um potente estimulador das funções vitais e pode ser administrado por via oral ou parentérica. Quando utilizado localmente, não só apresenta efeitos estimulantes, como também tem propriedades de cicatrização de feridas [80; 485-488-b.].

De acordo com os resultados das investigações, pode observar-se que o ASD F- 2 é um ião coloidal de prata, que é electroactivado. Possui elevadas propriedades cicatrizantes e tem um efeito biocida [80; 485-488-b.].

O ASD-2f tem efeitos estimulantes nos processos bioquímicos, nomeadamente nas funções biológicas dos grupos sulfidrilo activos, melhorando assim significativamente o metabolismo dos hidratos de carbono, dos lípidos e os processos de oxidação [48; 46-b.].

O principal objetivo da utilização do estimulador biogénico ASD-2f, recomendado por A.E. Gurov em 2006 e outros autores, especialmente durante a quimioterapia, é aumentar a eficácia da profilaxia de base, aliviar a anemia mielotóxica, a insuficiência cardíaca e acelerar o restabelecimento do equilíbrio biológico do organismo. As pequenas doses de ASD-2f são administradas pelo método novocaína-eritmásia. Ao discutir a fração ASD-2 e as suas propriedades imunomoduladoras, é essencial considerar que ainda não existe uma investigação experimental extensiva sobre esta preparação.

Atualmente, os investigadores prosseguem as suas investigações para encontrar corretores imunomoduladores. O estabelecimento da eficácia das interações do sistema linfático com os bioestimuladores revela-se crucial para a eliminação dos factores identificados. Esta eficácia está correlacionada com os mecanismos de morfogénese que moldam as estruturas de composição durante a ontogénese. Nos últimos anos, a ligação entre a linfa e o sistema linfático tem sido realçada no que respeita aos seus fundamentos morfofuncionais e genéticos [84;

375-b.].

Na era atual, é dada especial atenção aos períodos críticos do desenvolvimento do organismo na morfologia e na medicina clínica. A importância da utilização de vários bioestimuladores para ajudar na correção e atenuação tem crescido ainda mais [100; 160-165-b.].

Atualmente, os investigadores prosseguem as suas investigações para encontrar corretores imunomoduladores. O estabelecimento da eficácia das interações do sistema linfático com os bioestimuladores revela-se crucial para a eliminação dos factores identificados. Esta eficácia está correlacionada com os mecanismos de morfogénese que moldam as estruturas de composição durante a ontogénese. Nos últimos anos, a ligação entre a linfa e o sistema linfático tem sido realçada no que respeita aos seus fundamentos morfofuncionais e genéticos [84; 375-b.].

Na era atual, é dada especial atenção aos períodos críticos do desenvolvimento do organismo na morfologia e na medicina clínica. A importância da utilização de vários bioestimuladores para ajudar na correção e atenuação tem crescido ainda mais [100; 160-165-b.].

As preparações ASD-2 e ASD-3 têm um efeito abrangente no organismo. Melhoram o metabolismo dos materiais e os processos de oxidação, levando a um aumento do fornecimento de oxigénio no sangue e melhorando o metabolismo dos tecidos. Estas preparações ajudam na normalização dos processos metabólicos nos tecidos, promovem uma melhor digestão e facilitam a absorção de nutrientes.

Além disso, reforçam os sistemas cardiovascular e respiratório [5; 66-b.].

O medicamento contribui para melhorar o estado funcional dos mecanismos naturais de resistência, melhorar os processos de regeneração dos tecidos e aumentar a imunogénese. Como resultado, o organismo torna-se mais capaz de resistir a várias doenças infecciosas [25; 28-32-b.; 26; 80-81-b.].

A melhoria das funções fisiológicas e das reacções imunobiológicas é conseguida através da ativação do sistema nervoso, que resulta da utilização de doses muito pequenas do medicamento. O aumento da sensibilidade do sistema nervoso é explicado pelas alterações nas enzimas e, inicialmente, pelo processo de oxidação-redução no mesmo [15; 146-153-b.].

No que diz respeito às propriedades imunomoduladoras da fração ASD-2, a investigação experimental é ainda insuficiente. Por conseguinte, a exploração mais aprofundada da estrutura química do ASD, a libertação de substâncias activas na sua forma pura e a compreensão pormenorizada do mecanismo de ação farmacológico fornecerão recomendações mais racionais para a sua utilização como bioestimulador na prática médica [131; 197-198-b.].

A eficácia da aplicação do estimulador anti-sético Dorogov, a segunda fração do ASD no tratamento da doença de surunkali nur, permanece incerta. A investigação destas questões é considerada de grande importância porque os mecanismos de adaptação e as bases morfológicas do trato gastrointestinal são aspectos cruciais para a compreensão das caraterísticas morfológicas e funcionais durante as várias fases de desenvolvimento, bem como as ligações mútuas entre as condições fisiológicas e patológicas após a doença de surunkali nur.

No nosso país, durante os anos de independência, ocorreram mudanças significativas no sistema de saúde para reduzir as consequências negativas das doenças através do diagnóstico precoce e da melhoria das condições em que estas ocorrem. Muitas medidas abrangentes foram implementadas nesta direção. No entanto, a prevenção eficaz, o diagnóstico precoce e a redução das consequências negativas de vários factores exógenos, especialmente nos casos de doença surunkali nur, continuam a ser um desafio e são necessários esforços substanciais para resolver estas questões [a tradução pode não ser perfeita devido à terminologia médica complexa].

Com base na análise literária, pode notar-se que a estratégia de ação baseada na "Melhoria do sistema de saúde, prestação de serviços médicos e médico-sociais à população e formação de um estilo de vida saudável" durante 2017-2021 visava abordar os desafios significativos do sistema de saúde do Usbequistão. Entre estes desafios, o estudo dos mecanismos do impacto da doença surunkali nur nas estruturas anatómicas e o desenvolvimento de medidas preventivas e tratamentos eficazes figuram entre as prioridades essenciais no domínio médico.

A revisão da literatura indica que os componentes estruturais do desenvolvimento e da formação da parede da doença de surunkali nur não foram suficientemente estudados, particularmente durante a ontogénese pós-natal precoce, e a forma como são afectados pela doença de surunkali nur e a sua correção utilizando a fração ASD-2 permanece largamente desconhecida. Apesar da disponibilidade de publicações sobre os efeitos dos bioestimuladores, os mecanismos do seu impacto nas estruturas da parede da doença de surunkali nur durante a ontogénese pós-natal não foram bem explorados e compreendidos.

CAPÍTULO 2. A EXPOSIÇÃO À LUZ PROVOCA A DESLOCAÇÃO MORFOLÓGICA DE MATERIAIS E MÉTODOS COMPARÁVEIS

Para efeitos de realização da investigação, foi selecionado um total de 166 coelhos machos saudáveis das seguintes categorias etárias: recém-nascidos e com 3, 6, 9 e 12 meses de idade. Estes coelhos foram alojados em condições laboratoriais normais, respeitando as condições normais dos viveiros, e as suas gaiolas estavam equipadas com iluminação natural e ventilação adequada. Durante a experiência, foi dada especial atenção à temperatura do seu alojamento.

Durante a fase experimental, todos os coelhos foram colocados em quarentena durante sete dias e mantidos em condições normais de biotério, após despistagem de quaisquer doenças somáticas ou infecciosas. Após o período de quarentena, os coelhos foram submetidos ao seu regime normal de viveiro. Ao longo da experiência, um grupo de controlo e um grupo de intervenção foram observados de perto, prestando especial atenção às condições fisiológicas e às respostas comportamentais dos coelhos.

Na ontogénese pós-natal, para determinar os indicadores morfométricos da parede da ferida, foi realizado um estudo em 166 coelhos machos recém-nascidos e com 3, 6, 9 e 12 meses de idade, divididos em quatro grupos (n=166).

O Grupo I serviu como grupo de controlo (n=52). O Grupo II recebeu irradiação diária de 0,2 Gy durante 20 dias, a partir do dia 70, com uma dose total de 4,0 Gy (n=40). O Grupo III, em paralelo com o Grupo II, recebeu 0,1 ml e 0,4 ml da preparação ASD-2f em água destilada durante 20 dias, com uma dose total de 4,0 Gy (n=42). O Grupo IV, após 70 dias, recebeu uma irradiação diária de 0,2 Gy durante 20 dias, com uma dose total de 4,0 Gy, após a administração do líquido da ferida crónica (n=32).

As doses mencionadas de ASD-2f foram calculadas por métodos empíricos e administradas diariamente como solução intragástrica. O objetivo da indução de uma ferida crónica era modelar o efeito das úlceras surunkali (crónicas). Os coelhos foram expostos à radiação utilizando o aparelho "AGAT - R1" com uma potência de 25,006 cGy/min durante 20 dias, a partir do dia 70, com uma dose total de 4,0 Gy.

No grupo de controlo, foi introduzida água destilada (0,5 ml) no estômago do coelho utilizando uma sonda metálica durante 20 dias.

Toda a experiência foi efectuada em 166 coelhos machos sem feridas e, durante a experiência, apenas se observou a morte de 5 deles (ver quadro 2.1).

Quadro 2.1

Distribuição dos ratos com base na composição experimental

Group of the rates	The character of the experiment	born	3-months-old rats	6-months-old rats	9-months-old rats	12-months-old rats	Total number of rats
I	control	8	12	10	12	10	52
II	Rats that received radiation at a dose of 0.2 gr for 20 days (total dose is 4.0 gr)	-	10	10 (1)	10 (1)	10	40
III	Rats who took the drug asd-2f in parallel with radiation at a dose of 0.2 gr (total dose of 4.0 gr) for 20 days, dissolved in 0.1 ml and 0.4 ml of distilled water	-	10	10	10 (1)	12	42
IV	Rats who received a dose of 0.2 gr (total dose 4.0 gr) of light for 20 days and took the drug asd-2f in a solution of 0.1 ml and 0.4 ml of distilled water after the end of radiation	-	-	10(1)	12(1)	10	32
Total		8	32	40 (2)	44 (3)	42	166 (5)

Explicação: Foi registado o número de coelhos que morreram durante o período experimental.

As experiências realizadas com coelhos de laboratório seguiram os requisitos do Comité de Ética do Instituto Médico Estatal de Bukhara com o nome de Abu Ali ibn Sina, de acordo com o documento intitulado "Regras para trabalhar com animais experimentais" (n.º 18 de 16.01.2018). Além disso, as experiências respeitaram rigorosamente a Declaração de Helsínquia adoptada pela Associação Médica Internacional em 1964 e actualizada em 1975, 1983, 1989, 1996, 2000, 2002, 2004, 2008 e 2013. Também foram utilizadas as diretrizes metodológicas fornecidas por Nuraliev N.A. e colegas (2016) e os princípios éticos para trabalhar com animais de laboratório.

Durante os intervalos especificados, os coelhos experimentais foram pesados em alturas específicas do dia. Em seguida, os coelhos foram anestesiados com inalação de éter e rapidamente decapitados para a recolha de amostras.

Após a abertura do crânio, estuda-se a macroanatomia, a esqueletoscopia e a sintopia do cérebro. Uma vez aprendida a macroanatomia do cérebro, este foi dissecado para remover os tecidos circundantes. Na fase seguinte, o peso dos cérebros dos coelhos foi medido com uma balança e os seus parâmetros anatómicos foram medidos com um paquímetro.

Para efetuar investigações morfológicas e morfométricas, os cérebros extraídos foram fixados em solução de Bouin e depois incluídos em parafina de acordo com os procedimentos habituais. Subsequentemente, foram preparadas secções de 6-7 μm de espessura das partes cardíaca e pilórica do cérebro utilizando álcoois de alta concentração. Após a desparafinização, as secções foram coradas com os métodos da hematoxilina-eosina e de Van Gieson. As investigações morfométricas e as medições das estruturas cerebrais foram efectuadas com um microscópio NLCD-307B.

Na investigação dos dados histo e citomorfológicos, a informação obtida foi processada através de operações matemáticas num computador pessoal Pentium-IV com software Microsoft Office, nomeadamente o pacote Excel 7.0. Para a análise dos dados foram utilizadas as capacidades do programa "STTGRAPH5.1", incluindo o cálculo de valores médios, desvios-padrão, erros-padrão médios e frequências relativas (%).

A estatística paramétrica variacional foi utilizada para determinar o valor aritmético médio (M), os desvios quadrados médios (σ), os erros padrão médios (m) e as frequências relativas (percentagem, %). A significância das diferenças médias foi avaliada utilizando o critério de Student (t), a probabilidade (P) do erro em função do excesso mesónico e a igualdade das variâncias totais (F - critério de Fisher).

A fiabilidade das diferenças foi avaliada utilizando tecnologias informáticas modernas. Para determinar a significância estatística dos valores calculados, foram utilizados indicadores e tabelas de significância crítica a níveis aceitáveis (P). A significância estatística das alterações foi classificada em quatro níveis principais: significância elevada (P<0,001), significância média (P<0,010), significância baixa (P<0,050) e insignificância (P>0,050).

CAPÍTULO 3. CARACTERÍSTICAS MORFOMÉTRICAS DO DESENVOLVIMENTO DO ESTÔMAGO E DA SUA PAREDE DE RATOS DE RAÇA BRANCA DE UM PONTO DE VISTA JOVEM

§3.1. Caraterísticas morfológicas e morfométricas do desenvolvimento do estômago e da sua parede do grupo normativo de ratos brancos do ponto de vista da idade

As caraterísticas topográfico-anatómicas e esqueletoscópicas do omento investigado são as seguintes: no flanco direito do omento dos ovinos, está ligado à superfície posterior da curvatura maior do estômago e estende-se para o lado esquerdo, cobrindo o omento maior. Os 2/3 inferiores da parte superior (cranial) do omento maior estão ligados à parte cranial da curvatura ventral esquerda. O omento está ligado à curvatura ventral esquerda, principalmente à volta do diafragma. A partir do omento, inicia-se a 12ª alça duodenal.

Quando o omento é levantado do flanco direito, verifica-se que a parte restante se estende em direção à superfície visceral do fígado até ao bordo da veia cava. O fígado e a vesícula biliar estão localizados no lado direito do omento. (Ver figura 3.1)

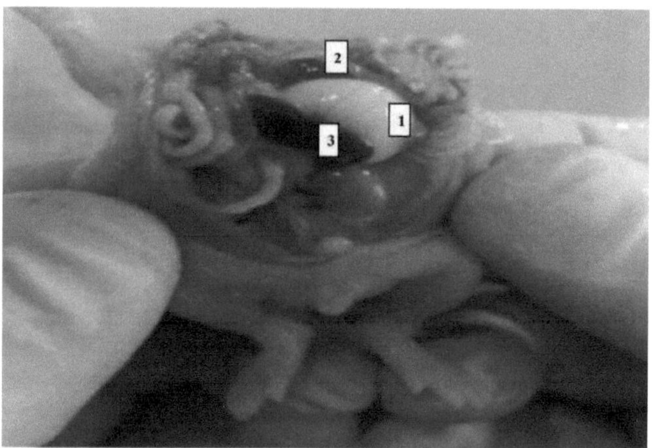

Figura 3.1. Topografia do estômago em crianças recém-nascidas de ratos brancos (1º estômago, 2º fígado, 3º baço, ampliado 3 vezes).

A pequena curvatura do omento localiza-se na sua face anterior e, quando o órgão está cheio, nota-se que se dobra para dentro. Existe uma determinada zona de união da pequena curvatura do omento com o omento, que é uma região anatómica topográfica específica, o que significa que a pequena curvatura do omento está unida ao omento na sua parte média.

A grande curvatura do omento está localizada na parte posterior do órgão e encontra-se frequentemente dobrada em várias posições.

As seguintes dimensões são definidas para as fixações do omento a partir da cavidade craniana:

Dimensão omento-gástrica: do estômago até à grande curvatura do omento;

Dimensão diafragma-omentum: do diafragma ao lado esquerdo da grande curvatura do omento;

Dimensão hepato-omentum: do hilo hepático à pequena

curvatura do omento;

Dimensão do omento-saco omental maior: da grande curvatura do omento até ao saco omental.

Durante a investigação, o peso dos cachorros recém-nascidos do grupo de controlo variou entre 4,3 g e 5,9 g, com uma média de 5,18 ± 0,21 g. O comprimento do omento nos cachorros recém-nascidos variou entre 11 mm e 13 mm, com uma média de

11.   67 ± 2,6 mm. A largura do omento variou de 6 mm a 7 mm, com uma média de 6,24 ± 0,13 mm. A espessura do órgão em estudo variou de 5 mm a 7 mm, com uma média de 5,82 ± 0,26 mm. O comprimento da grande curvatura variou de 13 mm a 16 mm, com uma média de 14,41 ± 0,39 mm. O comprimento da pequena curvatura variou de 5 mm a 8 mm, com uma média de 6,29 ± 0,39 mm.

Nos filhotes recém-nascidos, a espessura total da parede do omento na parte cardíaca variou de 252,5 µm a 341,4 µm, com média de 311,2 ± 11,82 µm. Na parte pilórica, esse parâmetro variou de 308,3 µm a 405,4 µm, com média de 376,2 ± 12,91 µm. A espessura da camada muscular do estômago na parte cardíaca variou de 60,5 µm a 110,2 µm, com média de 932 ± 6,61 µm, e na parte pilórica, variou de 106,5 µm a 182,3 µm, com média de 136,2 ± 10,1 µm. Verificou-se que o músculo liso estava organizado em duas camadas, uma longitudinal e outra circular, razão pela qual esses parâmetros das camadas foram medidos separadamente. Na camada muscular não estriada, a espessura na parte cardíaca variou de 29,6 µm a 51,4 µm, com média de 38,6 ± 2,90 µm, e na parte pilórica, variou de 31,6 µm a 54,8 µm, com média de 44,9 ± 3,09 µm. A espessura da camada muscular não estriada na parte cardíaca variou de 43,5 µm a 69,1 µm, com média de 54,6 ± 3,40 µm, e na parte pilórica, variou de 73,6 µm a 121,4 µm, com média de 91,3 ± 6,36 µm (Figura 3.2).

Nos filhotes recém-nascidos, observou-se que a espessura da mucosa do esôfago variou na parte cardíaca, indo de 182,6 µm a 276,8 µm, com média de 191,6 ± 12,53 µm. Na parte pilórica, essa espessura variou de 178,4 µm a 271,9 µm, com média de 219,3 ± 12,43 µm.A espessura da camada submucosa na parte cardíaca variou de 7,8 µm a 25,3 µm, com média de 18,0 ± 2,33 µm.Na parte pilórica, variou de 16,4 µm a 25,3 µm, com média de 20,7 ± 1,18 µm.

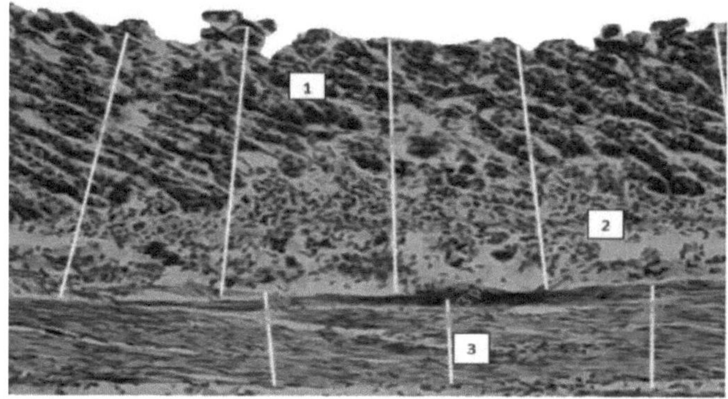

Figura 3.2. Estrutura da parte cardíaca do estômago do recém-nascido branco

ratos. (1-membrana mucosa,2-base mucosa, 3-camada muscular. Está corado com hematoxilina-eosina.OK.10xob.10).

Na mucosa do esôfago, a altura do tecido epitelial na parte cardíaca varia de 8,8 µm a 10,4 µm, com média de 9,7 ± 0,21 µm. Na parte pilórica, varia de 6,8 µm a 9,1 µm, com uma média de 7,9 ± 0,31 µm. As glândulas na membrana mucosa consistem em células da cabeça e células parietais. As células da cabeça têm forma redonda, com os núcleos localizados no centro da célula. As células da cabeça são relativamente mais pequenas em comparação com as células parietais. As células parietais são maioritariamente ovais, com 1 ou 2 pequenos vacúolos no centro.

A altura da camada mucosa na parte cardíaca varia de 146,9 μm a 203,5 μm, com uma média de 176,2 ± 7,53 μm. Na parte pilórica, varia de

136.7 μm a 254,3 μm, com uma média de 193,2 ± 15,64 μm (Figura 3.3).

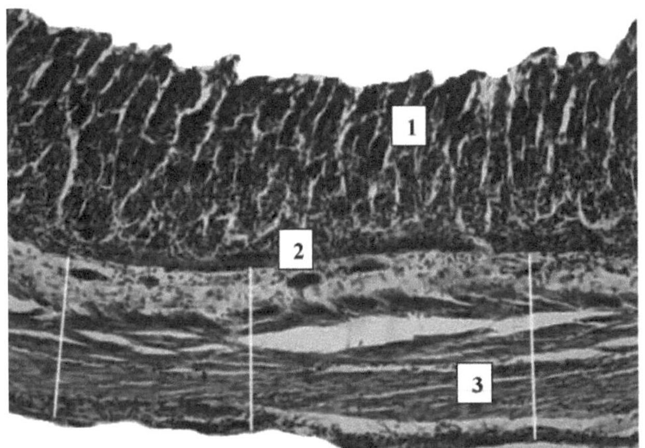

Figura 3.3: A estrutura da parte pilórica do estômago de ratos recém-nascidos (1.ª mucosa, 2.ª base da mucosa, 3.ª assoalho muscular. É corada com hematoxilina-eo sin .OK .10xob .10).

O peso dos ratos intactos aumentou de 88g para 133g durante os três meses de experiência, com um peso médio de 114,16 ± 4,14g. Estes dados indicam que o seu peso aumentou 22,04 vezes em comparação com o peso dos ratos recém-nascidos.

Nos ratos do Grupo I (três meses de idade), o comprimento do esôfago variou de 30mm a 33mm, com um comprimento médio de 31,67 ± 0,27mm. A largura do esôfago variou de 13mm a 15mm, com largura média de 11,81 ± 0,18mm. A espessura da camada mucosa do esôfago variou de 11mm a 13mm, com uma espessura média de 11,81 ± 0,18mm. O comprimento da grande curvatura do esôfago variou de 34mm a 37mm, com um comprimento médio de 35,24 ± 0,27mm. O comprimento da pequena curvatura do esôfago variou de 13mm a 14mm, com um comprimento médio de 12,82 ± 0,09mm.

Nos ratos de três meses de idade em observação, a espessura total da parede esofágica variou de 408,3µm a 542,1µm na região cardíaca, com uma média de 483,7±12,31µm, enquanto na região pilórica variou de 446,7µm a 633,2µm, com uma média de 574,6±17,16µm. A porcentagem de células das glândulas mucosas foi de 55,4% na região cardíaca e 52,7% na região pilórica.

A espessura da camada muscular na região cardíaca variou de 130,4 µm a 224,1 µm, com média de 151,3±8,62µm, e na região pilórica variou de 196,1µm a 294,7µm, com média de 231,3±9,07µm. A porcentagem da camada muscular foi de 62,3% na região cardíaca e 69,8% na região pilórica.

A camada submucosa apresentou espessura de 55,1 µm a 80,4µm na região cardíaca, com média de 60,6±2,33µm, e na região pilórica variou de 58,9µm a 91,3µm, com média de 75,2±2,98µm. A porcentagem da camada submucosa foi de 57,0% na região cardíaca e 67,5% na região pilórica.

A espessura do epitélio da mucosa variou de 78,4µm a 123,6µm na região cardíaca, com média de 89,7±4,16µm, e na região pilórica variou de 128,1µm a 196,3µm, com média de 155,9±6,27µm. A porcentagem da camada mucosa foi de 64,3% na região cardíaca e 70,8% na região pilórica.

A espessura do epitélio ciliado foi de 294,7µm a 428,5µm na região cardíaca, com média de 301,4±12,31µm, e na região pilórica variou de 286,4µm a 355,1 µm, com média de 309,3±6,32µm. A porcentagem de epitélio ciliado foi de 57,3% na região cardíaca e 41,0% na região pilórica.

A altura das células ciliadas sem o tecido de cobertura foi de 13,1 µm a 18,6µm na região cardíaca, com média de 15,2±0,51µm, e na região pilórica variou de 10,3µm a 16,7µm, com média de 13,5±0,59µm. A porcentagem de células ciliadas foi de 56,7% na região cardíaca e 70,9% na região pilórica.

O músculo não estriado é constituído por células da cabeça, parietais e excretoras. Na região cardíaca, há 17.10.5 células da cabeça e, em número ligeiramente inferior, há 22.10.5 células parietais. As células da cabeça no canal pilórico são 18,30,7, enquanto no canal pilórico há 13,20,5 células excretoras. Na região cardíaca, há 19.20.7 células parietais e 14.20.6 células excretoras responsáveis pela secreção. Na região pilórica, há 22.10.4 células parietais e 13.50.4 células excretoras, ambas em igual número.

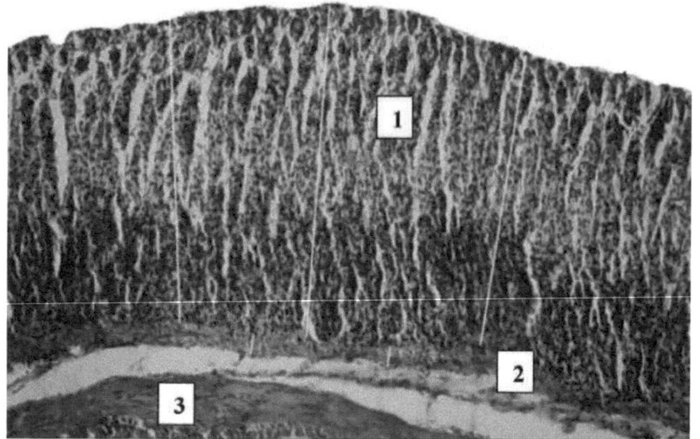

**Figura 3.4. Estrutura histológica da região cardíaca do estômago
em ratos intactos de 3 meses de idade.** As secções de tecido são
coradas com hematoxilina-eosina e ampliadas com uma objetiva de
10x. As estruturas marcadas são as seguintes:

1 - Camada mucosa (mucosa),2 - Camada submucosa
(submucosa), 3 - Camada muscular (muscularis externa).

A altura do epitélio da mucosa gástrica na região cárdica varia de
251,8 µm a 409,2 µm, com média de 286,7 ± 14,48 µm. Na região
pilórica, varia de 261,6 µm a 324,1 µm, com média de 288,1 ± 5,75 µm.
O rácio de espessura na região cardíaca é de 62,7%, enquanto na região
pilórica é de 49,1% (ver Apêndice 2).

O peso das amostras de biópsia no grupo de observação aumentou
de 195 g para 242 g durante o período de 6 meses, com uma média de
220,2 ± 5,08 g. Estes resultados foram 1,93 vezes superiores aos do
grupo de controlo após comparação com amostras de biópsia de 3
meses.

Durante o período de 6 meses, o comprimento da área atrófica nas amostras de biópsia de 6 meses aumentou de 33 mm para 35 mm, com uma média de 34,25 ± 0,21 mm. A largura da área atrófica variou de 13 mm a 15 mm, com uma média de 13,81 ± 0,21 mm. A espessura do tecido examinado variou de 12 mm a 15 mm, com uma média de 13,69 ± 0,32 mm. O comprimento da curvatura maior foi de 37 mm a 38 mm, com uma média de 37,43 ± 0,10 mm, enquanto o comprimento da curvatura menor foi de 14 mm a 15 mm, com uma média de -14,65 ± 0,10 mm.

No período de 6 meses, os indicadores morfométricos da parede epitelial da mucosa gástrica foram os seguintes: a espessura total da mucosa aumentou de 671,8 μm para 814,5 μm na região cardíaca, com média de 738,6 ± 15,41 μm (Figura 5); na região pilórica, variou de 786,9 μm a 973,1 μm, com média de 832,4 ± 20,11 μm. A razão de espessura na região cardíaca foi de 52,7% e na região pilórica foi de 44,9%.

A espessura da camada muscular aumentou de 228,6 μm para 274,2 μm na região cardíaca, com média de 240,2 ± 4,92 μm; na região pilórica, esse indicador passou de 301,3 μm para 404,9 μm, com média de 338,4 ± 11,19 μm. A razão de espessura na região cardíaca foi de 58,8%, e na região pilórica, de 46,3%.

A espessura da mucosa não glandular aumentou de 87,6 μm a 110,8 μm na região cardíaca, com média de 96,3 ± 2,51 μm; na região pilórica, variou de 99,6 μm a 126,4 μm, com média de 113,1 ± 2,89 μm. A razão de espessura na região cardíaca foi de 58,9%, e na região pilórica, de 50,4%.

A espessura da submucosa própria foi de 133,4 μm a 162,2 μm na região cardíaca, com uma média de 142,9 ± 3,11 μm; na região pilórica, variou de 206,8 μm a 958,9 μm, com uma média de 225,3 ± 5,63 μm. A razão de espessura na região cardíaca foi de 58,6%, e na região pilórica, de 44,5%.

Na lâmina própria da região cardíaca, a espessura variou de 434,3 μm a 512,1 μm, com média de 458,4 ± 8,40 μm; na região pilórica, variou de 373,4 μm a 489,2 μm, com média de 443,4 ± 12,51 μm. A razão de espessura na região cardíaca foi de 52,1% e na região pilórica foi de 43,4%.

Observou-se que a espessura da muscularis mucosa variou de 39,6 μm a 45,79 μm na região cardíaca, com média de 41,3 ± 0,66 μm; na região pilórica, variou de 39,1 μm a 51,9 μm, com média de 46,8 ± 1,38 μm. A relação de espessura foi de 44,4% tanto na região cardíaca quanto na região pilórica (Figura 3.5).

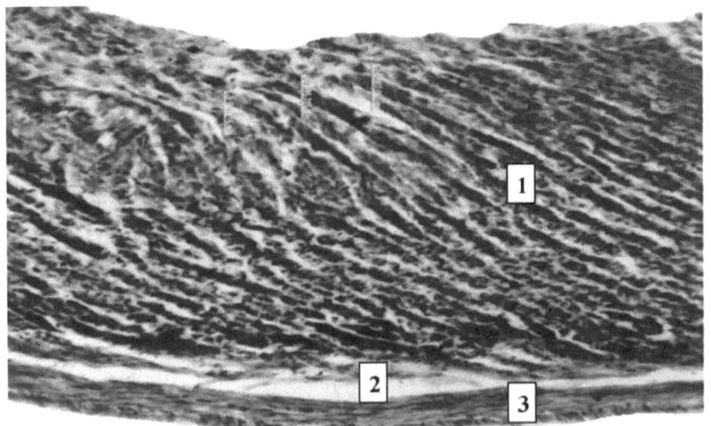

Figura 3.5. A estrutura da mucosa gástrica na região cardíaca em amostras de biópsia do grupo experimental com 6 meses de idade. (1 - fossa gástrica, 2 - glândula gástrica propriamente dita, 3 - muscularis mucosae. Corados com Hematoxilina-Eosina. Ampliação objetiva de 10x, ocular de 4,0x).

A altura da lâmina própria localizada na mucosa gástrica da região cardíaca varia de 19,2 µm a 27,4 µm, com média de 23,4 ± 0,89 µm; na região pilórica, varia de 18,9 µm a 24,1 µm, com média de 20,3 ± 0,56 µm. A razão de espessura na região cardíaca é de 53,9%, enquanto na região pilórica é de 50,4%.

Durante o período de observação de 6 meses, a região cardíaca contém 19,20,4 glândulas principais rodeadas por células parietais. No canal pilórico, as glândulas principais são 21.40.7 e as células parietais têm 15,10,6 de tamanho (ver Figura 3.6). A célula parietal na área do pescoço e do corpo é descrita como 21.10.5 na região cardíaca, enquanto no canal pilórico é 16.70.5, e as células principais, responsáveis pela produção de pepsina, têm 14.70.6 de tamanho.

A altura da mucosa gástrica na região cardíaca varia de 426,5 µm a 503,1 µm, com uma média de 441,3 ± 8,27 µm; na região pilórica, varia de 364,5 µm a 461,6 µm, com uma média de 410,1 ± 10,49 µm. O rácio de espessura na região cardíaca é de 53,9%, enquanto na região pilórica é de 42,3% (ver Apêndice 3).

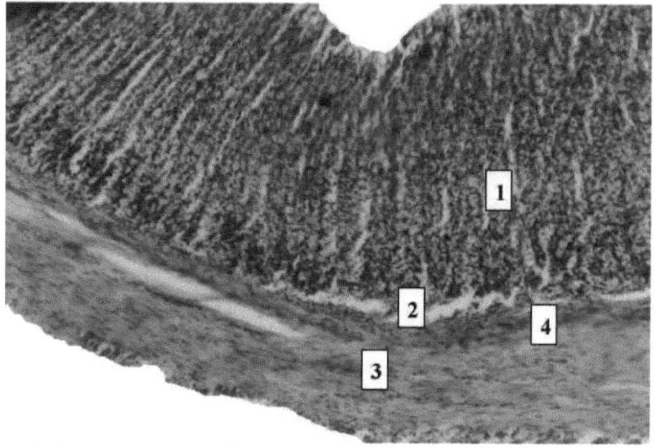

Figura 3.6. A estrutura da mucosa gástrica na região pilórica em amostras de biópsia do grupo experimental com 6 meses de idade.

(1 - fossa gástrica, 2 - glândula gástrica propriamente dita, 3 - muscularis mucosae, 4 - células principais da glândula gástrica propriamente dita. Corado com Hematoxilina-Eosina. Aumento de 10x na objetiva, 4.0x na ocular).

O peso intacto das amostras de biópsia do Grupo I com 9 meses de idade variou entre 225 e 286 gramas, com uma média de 256,33 ± 5,61 gramas. Quando comparado com os dados dos espécimes de biópsia de 6 meses de idade, o peso dos espécimes de 9 meses de idade apresentou um aumento de 1,16 vezes.

No grupo de observação de amostras de biópsia de 9 meses de idade, o comprimento da área atrófica aumentou de 35 mm para 37 mm, com uma média de 36,22 ± 0,18 mm. A largura da área atrófica variou de 13 mm a 15 mm, com uma média de 14,27 ± 0,18 mm. A espessura do órgão aumentou de 13 mm para 15 mm, com uma média de 13,83 ± 0,18 mm. O comprimento da curvatura maior foi de 38 mm a 40 mm, com uma média de 38,21 ± 0,18 mm. O comprimento da curvatura menor variou de 15mm a 16mm, com uma média de 15,04 ± 0,09 mm.

No grupo de observação de amostras de biópsia de 9 meses de idade, a espessura total da lâmina própria na região cardíaca aumentou de 881,9 μm para 1068,3 μm, com uma média de 974,5 ± 17,15 μm (ver Figura 3.7); na região pilórica, variou de 1041,5 μm a 1201,4 μm, com uma média de 1073,3 ± 14,71 μm. A razão de espessura na região cardíaca foi de 31,9%, enquanto na região pilórica foi de 28,9%.

A espessura da muscularis mucosa na região cardíaca aumentou de 286,4 μm para 368,1 μm, com média de 314,6 ± 7,52 μm; na região pilórica, variou de 130,6 μm a 158,9 μm, com média de 146,7 ± 2,60 μm. A razão de espessura na região cardíaca foi de 31,0% e na região pilórica foi de 29,8%.

A espessura da camada submucosa na região cardíaca aumentou de 112,4 μm para 133,6 μm, com média de 123,8 ± 1,95 μm; na região pilórica, variou de 130,6 μm a 158,9 μm, com média de 146,7 ± 2,60 μm. A razão de espessura na região cardíaca foi de 28,6%, enquanto na região pilórica foi de 29,7%.

A espessura da camada submucosa na região cardíaca aumentou

de 171,8 µm para 200,3 µm, com média de 184,8 ± 2,62 µm; na região pilórica, variou de 267,1 µm a 321,9 µm, com média de 292,4 ± 5,04 µm. A razão de espessura na região cardíaca foi de 29,9% e na região pilórica foi de 29,8%.

A espessura da lâmina própria na região cardíaca aumentou de 542,4 µm a 683,1 µm, com média de 605,4 ± 12,94 µm; na região pilórica, variou de 501,3 µm a 614,1 µm, com média de 571,9 ± 10,38 µm. A razão de espessura na região cardíaca foi de 32,1% e na região pilórica foi de 29,0%.

A espessura da glândula gástrica propriamente dita na região cardíaca aumentou de 46,6 µm para 58,4 µm, com média de 51,2 ± 1,09 µm; na região pilórica, variou de 55,4 µm a 61,8 µm, com média de 59,6 ± 0,59 µm. A razão de espessura na região cardíaca foi de 24,0% e na região pilórica foi de 27,4%.

A altura das células principais da glândula gástrica propriamente dita na região cardíaca aumentou de 28,8 µm a 32,0 µm, com média de 30,6 ± 0,29 µm; na região pilórica, variou de 26,6 µm a 29,8 µm, com média de 28,1 ± 0,29 µm. A razão de espessura na região cardíaca foi de 30,8% e na região pilórica foi de 38,4%.

Na região cardíaca, a glândula gástrica propriamente dita contém 23,30,5 células da cabeça e, dentro dessas células da cabeça, as glândulas do canal pilórico têm 25,60,9 de tamanho, enquanto as células parietais têm 18,30,7 de tamanho. As glândulas da região cardíaca estão orientadas para o pescoço e ocupam a área do pescoço. São constituídas por células parietais, em número de 21.90.7, células principais responsáveis pela produção de pepsina, em número de

18.50.4, e glândulas do canal pilórico contendo 16.10.5 células parietais.

A altura da mucosa gástrica na região cardíaca varia de 524,5 μm a 601,9 μm, com uma média de 578,3 ± 7,12 μm; na região pilórica, varia de 478,4 μm a 582,1 μm, com uma média de 554,3 ± 9,54 μm. A razão de espessura na região cardíaca é de 31,0%, enquanto na região pilórica é de 35,2% (ver Figura 4).

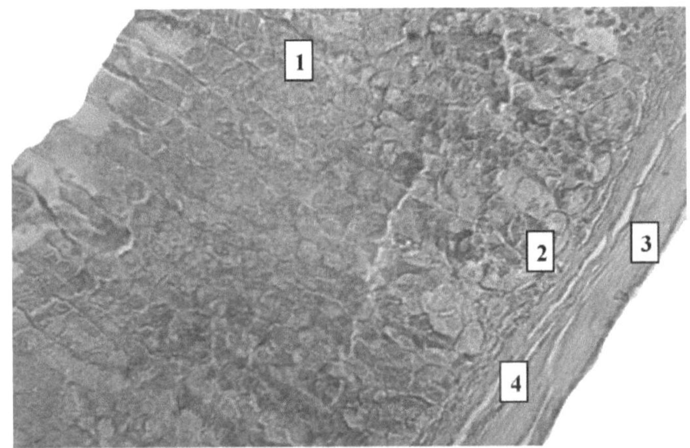

Figura 3.7. A estrutura da mucosa gástrica na região cardíaca de amostras de biópsia do grupo experimental com 9 meses de idade.

(1 - fossa gástrica, 2 - glândula gástrica propriamente dita, 3 - muscularis mucosae, 4 - fibras de colagénio. Corado com Van-Gieson. Aumento de 10x na objetiva, 4.0x na ocular).

No grupo de observação de amostras de biópsia com 12 meses de idade, o peso das amostras aumentou de 270 gramas para 325 gramas, com uma média de 282,44 ± 5,94 gramas. Comparando estes dados com as amostras de biopsia de 9 meses de idade, pode observar-se que o seu peso aumentou 1,1 vezes.

Durante o processo de investigação, foram identificados os seguintes indicadores morfométricos da mucosa gástrica no grupo de observação de 12 meses de idade. O comprimento da área atrófica das amostras de biópsia dos 12 meses de idade aumentou de 39 mm para 41 mm, com uma média de 39,44 ± 0,22 mm. A largura da área atrófica variou de 14 mm a 16 mm, com uma média de 15,28 ± 0,22 mm. A espessura do órgão aumentou de 14 mm para 16 mm, com uma média de 14,82 ± 0,22 mm. O comprimento da curvatura maior aumentou de 42 mm para 43 mm, com uma média de 42,08 ± 0,11 mm. O comprimento da curvatura menor variou de 16 mm a 18 mm, com uma média de 17,23 ± 0,22 mm (ver Figura 3.8).

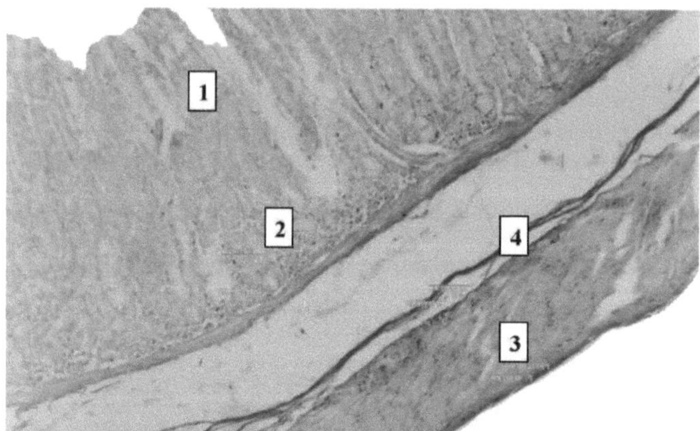

Figura 3.8. A estrutura da mucosa gástrica na região pilórica de amostras de biópsia do grupo experimental com 9 meses de idade.
(1 - fossa gástrica, 2 - glândula gástrica propriamente dita, 3 - muscularis mucosae, 4 - fibras de colagénio. Corado com Van-Gieson.

Aumento de 10x na objetiva e 10x na ocular).

A mucosa gástrica na região pilórica das biópsias do grupo experimental com 12 meses de idade apresentou as seguintes caraterísticas morfométricas: a espessura total da mucosa na região cardíaca variou de 1091,3 μm a 1273,1 μm, com média de 1168,6 ± 19,63 μm; na região pilórica, variou de 1161,4 μm a 1384,3 μm, com média de 1292,5 ± 24,07 μm. A espessura da mucosa foi responsável por 19,9% na região cardíaca e 20,4% na região pilórica.

A espessura da camada muscular na região cardíaca variou de 392,8 μm a 423,2 μm, com média de 411,2 ± 3,28 μm; na região pilórica, variou de 519,1 μm a 612,4 μm, com média de 534,6 ± 10,08 μm. A camada muscular representou 18,0% na região cardíaca e 21,7% na região pilórica.

A espessura da submucosa na região cardíaca variou de 139,7 μm a 159,0 μm, com média de 147,6 ± 2,08 μm; na região pilórica, variou de 164,7 μm a 188,3 μm, com média de 175,2 ± 2,55 μm. A submucosa representou 19,2% na região cardíaca e 19,4% na região pilórica.

A espessura da camada mucosa na região cardíaca variou de 206,4 μm a 234,8 μm, com média de 220,8 ± 3,08 μm; na região pilórica, variou de 331,4 μm a 380,2 μm, com média de 359,4 ± 5,27 μm. A camada mucosa representou 19,5% na região cardíaca e 22,9% na região pilórica.

A espessura da camada de gel na região cardíaca variou de 690,9 μm a 748,1 μm, com média de 729,6 ± 6,18 μm; na região pilórica, variou de 629,4 µm a 726,4 µm, com média de 684,8 ± 10,48 µm. A camada de gel foi responsável por 20,5% na região cardíaca e 19,7% na região pilórica.

A espessura da camada superficial da camada de gel na região cardíaca variou de 59,1 µm a 67,3 µm, com média de 63,7 ± 0,89 µm; na região pilórica, variou de 58,9 µm a 65,2 µm, com média de 61,9 ± 0,68 µm. A camada superficial foi responsável por 24,4% na região cardíaca e 3,9% na região pilórica.

A altura das vilosidades epiteliais na região cardíaca variou de 33,1 µm a 37,8 µm, com média de 35,8 ± 0,51 µm; na região pilórica, variou de 30,7 µm a 36,1 µm, com média de 34,6 ± 0,58 µm. A altura das vilosidades epiteliais representou 17,0% na região cardíaca e 23,1% na região pilórica.

A estrutura histológica da mucosa gástrica na região pilórica consistia predominantemente em células epiteliais parietais, mucosas superficiais e regenerativas. Para além disso, existiam células endócrinas separadas.

A altura da região pilórica da mucosa gástrica na secção cardíaca variou de 648,3 µm a 708,4 µm, com uma média de 681,9 ± 6,49 µm; na secção pilórica, variou de 599,4 µm a 686,7 µm, com uma média de 641,3 ± 9,43 µm. A relação entre a espessura da secção cardíaca e a secção pilórica foi de 17,9% e 15,7%, respetivamente (Figura 3.9) (ver apêndice).

A mucosa gástrica do grupo experimental de ratos albinos na secção cardíaca apresentava uma camada glandular bem desenvolvida, constituída por várias camadas de epitélio colunar. A camada epitelial tinha três filas de células: basal, parietal e oval. As células estavam muito compactadas, não se ramificavam e tinham núcleos localizados centralmente. As fileiras média e superior de células pareciam maiores em tamanho, e a posição excêntrica dos núcleos foi observada nas células ovais. Os grânulos secretores com propriedades específicas estavam presentes na parte apical das células. Além disso, o epitélio da secção cardíaca da mucosa gástrica estava coberto por uma cutícula na fila proximal de células.

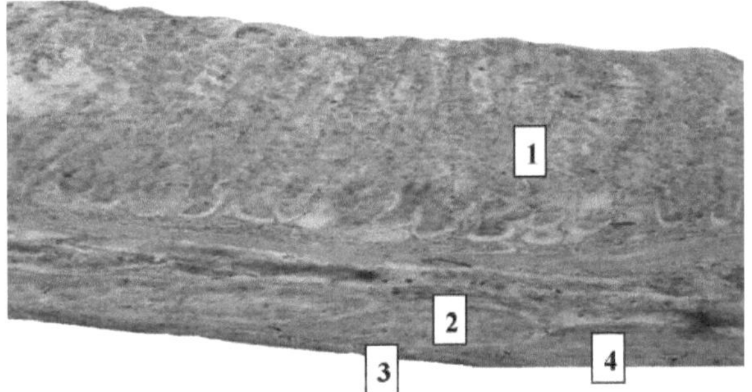

3.9-picture.12-oilic grupo normativo OK ratting pyloric treino privado. (1-véu xilique,2-base xilique, 3-muscular, 4-colagénio tolalar tutami. Van Gieson bravihagan.Ok.10xob.10).

Na experiência, quando os tecidos esofágicos dos ratos albinos atingiram a secção cardíaca da mucosa gástrica, foi possível observar células escamosas simples não glandulares. As células estruturadas não glandulares dos ratos recém-nascidos foram encontradas na área da curvatura menor da mucosa gástrica. A formação completa das células não glandulares da secção cardíaca foi observada durante o período de 3 meses. Dependendo da sua localização, o número de células na área da curvatura menor foi maior na região da curvatura maior e menor na região da curvatura menor da mucosa gástrica. As células não glandulares da zona de menor curvatura da mucosa gástrica foram descritas como estando localizadas numa placa própria. Neste caso, a substância não estruturada acumula-se entre as células, que parecem estar interligadas.

A altura das células não glandulares no tecido esofágico de ratos albinos recém-nascidos na secção cardíaca variou de 8,8 µm a 10,4 µm, com uma média de 30,7 ± 0,21 µm. Em ratos de 3 meses de idade, a altura das células não glandulares na secção cardíaca variou de 13,1 µm a 18,6 µm, com uma média de 15,2 ± 0,51 µm, e na secção pilórica variou de 10,3 µm a 16,7 µm, com uma média de 13,5 ± 0,59 µm. Em ratos de 6 meses de idade, a altura das células não glandulares na secção cardíaca variou de 19,2 µm a 27,4 µm, com uma média de 23,4 ± 0,89 µm, e na secção pilórica variou de 18,9 µm a 24,1 µm, com uma média de 20,3 ± 0,56 µm. Nos ratos com 9 meses de idade, a altura das células não glandulares na secção cardíaca variou de 28,8 µm a 32,0 µm, com uma média de 30,6 ± 0,29 µm, e na secção pilórica variou de 26,6 µm a 29,8 µm, com uma média de 28,1 ± 0,29 µm. Em ratos de 12 meses de idade, a altura das células não glandulares estava na secção cardíaca, variando de 33,1 µm a 37,8 µm, e na secção pilórica, variando de 30,7 µm a 36,1 µm, com uma média de 35,8 ± 0,51 µm.

A estrutura da mucosa gástrica de ratos albinos foi investigada, consistindo em duas partes principais: as regiões fúndica (corpo) e pilórica (pescoço e antro). Os elementos glandulares da mucosa eram compostos principalmente por células principais e parietais. Foi identificada a organização das células nas regiões do corpo e do colo das glândulas. A principal caraterística das células principais é a localização central dos seus núcleos e uma forma semelhante a um bolinho de massa. As células parietais na região do corpo eram maiores, com 1-2 núcleos no centro ou mais perto da periferia. As células mucosas ou do pescoço, responsáveis pela secreção de muco, eram alongadas, ovais ou em forma de frasco com núcleos centrais.

O número de células na mucosa gástrica foi determinado utilizando o aparelho gástrico. Em ratos recém-nascidos, a composição das células nas glândulas da região cardíaca foi determinada como sendo $14,1 \pm 0,4$ para as células principais e $19,3 \pm 0,6$ para as células parietais. Na região pilórica, a composição das células foi de $21,0 \pm 0,5$ para as células principais e $19,1 \pm 0,5$ para as células parietais. Na área do canal de entrada, havia $10,3 \pm 0,7$ células parietais e $7,9 \pm 0,3$ células secretoras de muco.

Após três meses, verificou-se que as glândulas gástricas na região cardíaca dos ratos eram constituídas por $17,1 \pm 0,5$ células principais, com o seu número a aumentar para $22,1 \pm 0,5$ na curvatura menor, e $21,1 \pm 0,7$ células parietais. No canal pilórico, o número de células principais foi de $18,3 \pm 0,7$ e o de células parietais foi de $13,2 \pm 0,5$. Nas regiões do colo e do antro da parte cardíaca, as glândulas tinham $19,2 \pm 0,7$ células parietais e $14,2 \pm 0,6$ células secretoras de muco, enquanto na região pilórica, havia $22,1 \pm 0,4$ células parietais e $13,5 \pm 0,4$ células secretoras de muco. As glândulas do canal pilórico apresentavam $12,4 \pm 0,6$ células parietais e $10,5 \pm 0,4$ células secretoras de muco.

Aos 6 meses de idade, as glândulas na região cardíaca do estômago do rato eram formadas por 19,2 ± 0,4 células principais. Na área do canal de entrada, as glândulas consistiam em 21,4 ± 0,7 células principais e 15,1 ± 0,6 células parietais. Nas regiões do corpo e pescoço da parte cardíaca, as glândulas continham 21,1 ± 0,5 células principais, 16,7 ± 0,5 células secretoras de muco e 14,7 ± 0,6 células parietais. No canal pilórico, as células parietais eram 12,6 ± 0,4 com uma presença significativa de muco.

Aos 9 meses, nos ratos de laboratório, a composição das glândulas da região cardíaca incluía 23,3 ± 0,5 células principais e 25,6 ± 0,9 células principais na região do canal pilórico. As células parietais estavam presentes com 18,3 ± 0,7 nas glândulas. Nas áreas do corpo e pescoço da parte cardíaca, as glândulas continham 21,9 ± 0,7 células principais, 18,5 ± 0,4 células secretoras de muco e 16,1 ± 0,5 células parietais na região do canal pilórico. As células secretoras de muco eram 13,8 ± 0,3.

São descritos os elementos do tecido conjuntivo que formam a submucosa da mucosa gástrica. As fibras de colagénio da submucosa apresentam caraterísticas e, na região cardíaca, têm várias orientações. As fibras de colagénio entre as pregas da mucosa gástrica na região cardíaca correm longitudinalmente. A mucosa gástrica na região pilórica tem uma quantidade considerável de fibras de colagénio orientadas longitudinalmente em comparação com a região cardíaca. As fibras de colagénio localizadas perto dos túbulos gástricos na mucosa influenciam a sua orientação e disposição. As fibras de colagénio localizadas nas áreas atróficas das glândulas apresentam uma orientação laminar. As medições das fibras de colagénio da mucosa gástrica indicam que estas são mais espessas na região cardíaca, começando em 16,4 µm e diminuindo para 8,2 µm na região pilórica. As fibras elásticas da mucosa gástrica demonstram alterações quando comparadas com as fibras colágenas. As fibras elásticas da região cárdica encontram-se mais firmemente posicionadas entre as dobras da mucosa gástrica. As fibras elásticas da camada submucosa apresentam orientações diferentes em vários lados. Na região pilórica, a orientação das fibras elásticas é longitudinal, e a parte das fibras adjacente às glândulas muda de direção, entrelaçando-se umas com as outras como uma rede. As partes periféricas da mucosa que contêm fibras elásticas exibem uma orientação laminar.

Os indicadores de espessura das fibras elásticas da submucosa da mucosa gástrica mostram variações, aumentando de 16,4 µm na região cardíaca para 8,2 µm na região pilórica. O tipo e a orientação das fibras elásticas da submucosa são descritos como fibras reticulares. As fibras reticulares na região cardíaca estão orientadas numa direção plana e localizadas entre as pregas da mucosa gástrica. Estas fibras formam padrões estruturais complexos na submucosa da mucosa gástrica. Na região pilórica, as fibras reticulares estão orientadas numa direção plana, alterando a orientação parcial das fibras submucosas e entrelaçando-se umas com as outras. Estudos revelaram a presença da membrana basal da mucosa gástrica com 1 a 2 camadas da membrana basal na parte inferior da submucosa.

A espessura diferenciada das fibras elásticas da submucosa é descrita em várias secções da mucosa gástrica. Em espécimes com 3 meses de idade, a espessura da submucosa na região cardíaca aumenta duas vezes. Em espécimes de 6 meses de idade, a dominância da parte vermelha da submucosa gástrica resulta num aumento de 2,6 vezes na espessura. Em espécimes de laboratório com 9 meses de idade, a submucosa da região cardíaca apresenta um aumento de 2,5 vezes na espessura.

A mucosa gástrica do estômago tem duas camadas - as camadas musculares interna e externa. A estrutura da camada interna é constituída por miócitos orientados longitudinalmente, enquanto a camada externa é composta por fibras musculares orientadas circularmente. Na região cardíaca, a camada muscular interna é constituída por miócitos de grande volume com uma forma oval alongada. Na região pilórica, os miócitos estão dispostos em células de forma oval.

Os indicadores de espessura da camada muscular mostram que a região pilórica é 2 vezes mais espessa do que a região cardíaca. Em espécimes de 3 meses de idade, a espessura da camada muscular na mucosa gástrica é 1,8 vezes maior na região pilórica em comparação com a região cardíaca. Em espécimes de laboratório com 6 meses de idade, não há diferença significativa na espessura de toda a parede gástrica em ambas as regiões. Observa-se a orientação das fibras musculares na camada muscular não estratificada, onde as fibras de colagénio da camada muscular se entrelaçam umas com as outras, alterando a sua forma.

A orientação das fibras de colagénio varia em algumas áreas das regiões cardíaca e pilórica, onde penetram nas camadas submucosa e muscular estratificada da mucosa gástrica. Estas fibras de colagénio entrelaçadas contribuem para a orientação das fibras em camadas e, nesta região, a espessura da camada muscular aumenta de 94,6 µm para 139,8 µm.

Com base nas informações fornecidas, pode observar-se que a mucosa gástrica na região pilórica dos animais recém-nascidos é aproximadamente duas vezes mais espessa do que na região cardíaca. Nos animais com 3 meses de idade, a espessura da mucosa gástrica na região antral aumentou 0,4 vezes. Nos animais com 6 meses de idade, os indicadores de espessura mostraram que a mucosa gástrica na região cardíaca aumentou 0,2 vezes em comparação com a região pilórica. Durante o estudo laboratorial de 9 meses, verificou-se que a espessura da mucosa gástrica na região cardíaca aumentou 1,2 vezes.

A membrana serosa externa do estômago do coelho contém uma estrutura de tecido conjuntivo com revestimento mesotelial. Os feixes de fibras de colagénio de todos os tipos de tecido conjuntivo na camada externa apresentam uma orientação lamelar. Na região cardíaca de coelhos recém-nascidos, a espessura da mucosa gástrica varia de 82,3µm a 221,4µm, enquanto na região pilórica, varia de 251,5µm a 454,3µm.

Nos coelhos experimentais, a vascularização do estômago é assegurada pelas artérias, capilares e vénulas presentes no tecido conjuntivo da membrana serosa. A espessura das três camadas da membrana serosa é registada na parede arteriolar. As células endoteliais, que estão estreitamente posicionadas em relação à estrutura da camada mais interna do estômago, encontram-se na camada interna do estômago.

A camada muscular da mucosa gástrica é caracterizada pela orientação dos miócitos numa camada, contribuindo para a formação da camada média da membrana mucosa.

A unidade estrutural adjacente é uma membrana elástica interna, que é uma membrana elástica de fraca expressão localizada entre as camadas mencionadas. Durante o exame, foi identificada a presença de células adventícias que podem formar um tecido conjuntivo não organizado. A parede dos capilares tem revestimento endotelial, que consiste em células endoteliais adjacentes. A parede da vênula também mostra a presença de uma camada endotelial. Ao aproximar-se dos capilares, as células endoteliais da parede da vénula aumentam significativamente de volume e têm uma forma oval, localizando-se a distâncias consideráveis umas das outras.

As arteríolas provenientes das artérias principais das regiões cardíaca e pilórica estão localizadas perto da mucosa gástrica. Na região cardíaca, a maioria das vénulas está posicionada longitudinalmente. Na região pilórica, identifica-se a presença de capilares únicos da estrutura da membrana mucosa dentro das próprias placas da mucosa gástrica. Os parâmetros vasculares, como o diâmetro e a espessura das paredes das vénulas nas camadas da mucosa gástrica, fornecem caraterísticas específicas para a existência de capilares venosos na região pilórica.

A túnica das camadas principais nas paredes das estruturas agregadas, incluindo as camadas gástrica e externa, tem uma estrutura semelhante à túnica das paredes vasculares, nomeadamente arteríolas, capilares e vénulas. A camada muscular da parede gástrica indica a presença significativa de arteríolas da linha principal vascular. Além disso, na parede do órgão, são identificadas estruturas linfóides, caracterizadas por uma cadeia contínua de linfócitos a partir do bordo vermelho da parte cardíaca. As estruturas linfóides na secção de entrada estão posicionadas perto da mucosa gástrica e revelam a representação dos linfócitos em duas filas.

Ao entrar nas principais estruturas linfáticas do sistema vascular, as estruturas linfóides são identificadas sob a forma de uma ou duas filas de linfócitos. O aumento do número e da formação de estruturas linfóides regista-se ao longo de toda a ontogénese pós-natal, até aos 12 meses de idade.

Como resultado, o grupo de bebés monitorizados, no grupo de bebés intactos, demonstrou o ganho de peso mais significativo, nomeadamente 22,04 g aos 3 meses, enquanto o ganho de peso mais baixo, 1,1 g, foi registado aos 12 meses.

No primeiro grupo de bebés de laboratório, observou-se que a taxa de aumento global da espessura na parte cardíaca da parede gástrica foi a mais elevada, com 55,4% após 3 meses, e a mais baixa, com 19,9% após 12 meses. Na parte pilórica, a taxa de aumento mais elevada foi registada nos bebés de 3 meses, com 52,70%, e a mais baixa, com 20,4%, após 12 meses. A taxa de aumento da espessura da camada mucosa foi a mais elevada na parte cardíaca aos 3 meses, com 57,3%, e a mais baixa aos 12 meses, com 20,5%. Na parte pilórica, a taxa de aumento mais significativa foi observada em 43,4% após 6 meses, e a mais baixa em 19,7% após 12 meses.

Em relação à altura da prega mucosa, a maior taxa de aumento na parte cardíaca foi encontrada nos lactentes de 3 meses, com 62,7%, e a menor, com 17,9%, nos lactentes de 12 meses. Na parte pilórica, a maior taxa de aumento foi observada aos 3 meses, com 49,1%, e a menor taxa de aumento também foi registada, com 49,1%, após os 12 meses.

A altura da camada submucosa da muscularis propria apresentou a maior taxa de aumento na parte cardíaca após 3 meses com 56,7% e permaneceu constante em 17,0% após 12 meses. Na parte pilórica, a maior taxa de aumento foi observada após 3 meses, com 70,9%, e permaneceu constante em 15,7% após 12 meses. A maior taxa de aumento da espessura da camada submucosa na parte cardíaca foi observada em lactentes de 3 meses, com 58,9%, e a menor, com 24,0%, em lactentes de 9 meses. Na parte pilórica, a maior taxa de aumento foi registada após os 3 meses, com -56,5%, e a menor, com 3,9%, após os 12 meses.

Em relação ao aumento da espessura da camada mucosa, na parte cardíaca, os lactentes apresentaram a maior taxa de aumento, 62,3% aos 3 meses, e a menor, 18,0% após 12 meses. Na parte pilórica, a maior taxa de aumento foi observada após 3 meses, com 69,8%, e a menor, com 21,7%, após 12 meses. A maior taxa de aumento na espessura da camada mucosa dobrada na parte cardíaca foi observada após 6 meses, com 58,9%, e a menor, com 19,2% após 12 meses. Na parte pilórica, a taxa de aumento mais elevada foi registada após 3 meses, com 67,5%, e a mais baixa, com 19,4%, após 12 meses.

Em relação ao aumento da espessura da lâmina própria, na parte cardíaca, os lactentes apresentaram a maior taxa de aumento, 64,3% após 3 meses, e a menor, 19,5% após 12 meses. Na parte pilórica, a maior taxa de aumento foi observada após 3 meses com 70,8%, e a menor com 22,9% após 12 meses.

§3.2. Caraterísticas morfológicas e morfométricas dos estômagos de ratos na doença crónica da luz

Na nossa experiência com o objetivo de modelar o crescimento de caracóis que foram criados artificialmente, obtivemos os seguintes dados: O peso dos corpos dos caracóis passou de 92 g para 106 g, com um peso médio de 105,0±1,51 g. Os resultados, comparados com os dados dos caracóis recém-eclodidos, indicaram que o peso dos corpos dos caracóis aumentou 20,85 vezes.

O comprimento das conchas dos caracóis do grupo tratado aumentou de 31 mm para 32 mm, com um comprimento médio de 31,46±0,11 mm. A largura da concha mudou de 13 mm para 15 mm, com uma média de 14,04±0,22 mm. A espessura da concha foi determinada como sendo de 11 mm, com uma média de 11,21±0,22 mm.

O comprimento da curvatura maior aumentou de 33 mm para 34 mm, com uma média de 33,48 ± 0,22 mm. O comprimento da curvatura menor aumentou de 13 mm para 14 mm, com uma média de 13,43±0,22 mm.

Numa experiência de 3 meses com caracóis, a espessura total da parede na região cardíaca aumentou de 414,3 µm para 539,2 µm, com uma média de 471,3±13,48 µm. Na região pilórica, aumentou de 451,6 µm para 714,3 µm, com uma média de 591,7 ± 28,37 µm.

Na região cardíaca, a espessura da camada muscular mudou de 131,3 µm para 214,8 µm, com uma média de 154,6 ± 9,02 µm. Na região pilórica, aumentou de 198,3 µm para 288,1 µm, com uma média de 237,6 ± 9,70 µm.

A espessura da camada não muscular na região cardíaca aumentou de 57,4 µm para 76,3 µm, com uma média de 63,9 ± 2,04 µm. Na região pilórica, aumentou de 56,4 µm para 92,1 µm, com uma média de 76,4 ± 3,86 µm.

A espessura da camada de tecido conjuntivo na região cardíaca aumentou de 82,3 µm para 124,6 µm, com uma média de 90,7 ± 4,57 µm. Na região pilórica, aumentou de 130,3 µm para 192,4 µm, com uma média de 161,1 ± 6,71 µm (Figura 3.10).

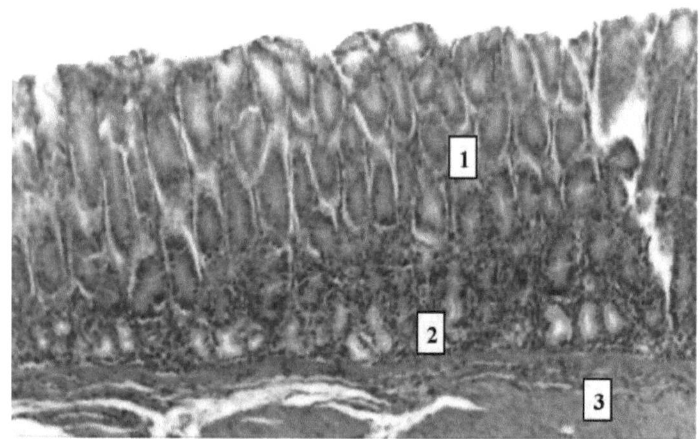

Figura 3.10. Estrutura da região pilórica do caracol tratado

durante 3 meses, Grupo II. (1 - camada epitelial, 2 - camada subepitelial, 3 - camada muscular. Corado com Hematoxilina-Eosina. Ampliação 10x10).

Na região cardíaca, a espessura da mucosa variou de 301,4 µm a 394,3 µm, com média de 286,8 ± 10,03 µm. Na região pilórica, variou de 264,7 µm a 366,4 µm, com uma média de 316,7 ± 10,98 µm. A espessura da parte principal da mucosa na região cardíaca variou de 21,4 µm a 36,6 µm, com média de 29,1 ± 1,64 µm, e na região pilórica, variou de 25,8 µm a 38,3 µm, com média de 31,0 ± 1,35 µm. A altura do epitélio superficial na região cardíaca variou de 12,8 µm a 17,4 µm, com média de 14,1 ± 0,50 µm, e na região pilórica, variou de 10,8 µm a 17,2 µm, com média de 13,8 ± 0,69 µm. A altura da mucosa na região cardíaca variou de 201,3 µm a 306,3 µm, com média de 259,2 ± 11,34 µm, e na região pilórica, variou de 242,4 µm a 336,8 µm, com média de 291,4 ± 10,20 µm (6° apêndice).

O peso do estômago dos bebés de 6 meses do grupo experimental variou entre 166 g e 242 g, com uma média de 217,8 ± 8,21 g. Em comparação com os dados dos bebés de 3 meses, verificou-se que o peso do estômago dos bebés de 6 meses aumentou 2,07 vezes.

O comprimento do estômago nos bebés de 6 meses de idade do grupo experimental variou entre 34 mm e 35 mm, com uma média de 34,23 ± 0,22 mm. A largura do estômago variou de 13 mm a 15 mm, com uma média de 13,81 ± 0,22 mm.

A espessura do órgão variou de 12 mm a 13 mm, com uma média de 12,43 ± 0,22 mm. O comprimento da curvatura maior variou de 36 mm a 37 mm, com uma média de 36,26 ± 0,11 mm. O comprimento da curvatura menor variou de 13 mm a 14 mm, com uma média de 13,83 ± 0,11 mm.

Nos pacientes com úlcera duodenal, a espessura total da mucosa na região cárdica aumentou de 664,2 µm para 758,1 µm, com média de 719,8 ± 10,14 µm (Figura 3.11). Na região pilórica, variou de 728,4 µm a 856,3 µm, com média de 786,3 ± 13,81 µm.

A taxa de aumento na espessura total da membrana mucosa foi de 52,7% na região cardíaca e 32,9% na região pilórica. A espessura da camada muscular aumentou de 216,4 µm para 281,3 µm na região cardíaca, com uma média de 229,3 ± 7,01 µm, e de 294,2 µm para 368,1 µm na região pilórica, com uma média de 324,3 ± 7,98 µm. A taxa de aumento da espessura da camada muscular foi de 48,3% na região cardíaca e 36,5% na região pilórica.

A espessura da camada submucosa aumentou de 88,6 µm para 104,1 µm na região cardíaca, com uma média de 92,4 ± 1,67 µm, e de 94,1 µm para 118,3 µm na região pilórica, com uma média de 104,7 ± 2,61 µm. A taxa de aumento da espessura da camada submucosa foi de 44,6% na região cardíaca e 37,0% na região pilórica.

A espessura da camada muscular longitudinal do estômago aumentou de 130,2 µm para 148,6 µm na região cardíaca, com uma média de 136,8 ± 1,99 µm, e de 198,6 µm para 221,3 µm na região pilórica, com uma média de 219,6 ± 2,45 µm. A taxa de aumento da camada muscular longitudinal foi de 50,8% na região cardíaca e 36,3% na região pilórica.

Na região cardíaca, a espessura da mucosa do estômago variou de 403,8 µm a 500,9 µm, com média de 453,1 ± 10,49 µm, e na região pilórica, variou de 384,9 µm a 471,7 µm, com média de 414,8 ± 9,37 µm. A taxa de aumento da espessura da mucosa foi de 58,0% na região cardíaca e 31,0% na região pilórica.

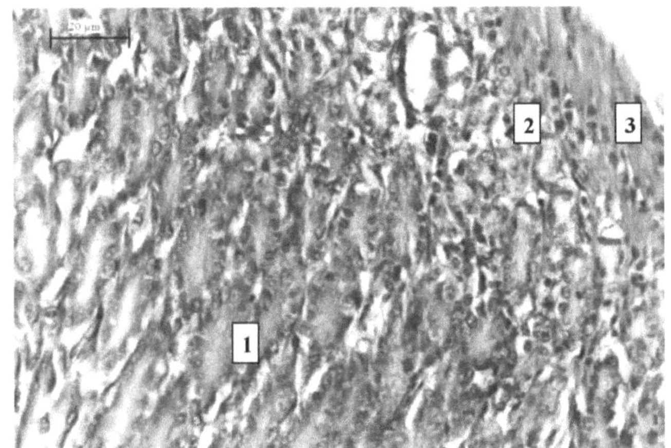

A figura 3.11 mostra a estrutura da parte pilórica da mucosa gástrica dos bebés de 6 meses do segundo grupo experimental com uma coloração vermelha. As estruturas identificadas são as seguintes: Membrana mucosa (mucosa gástrica) Submucosa (camada submucosa) Camada muscular (muscularis external) A coloração utilizada é a Hematoxilina-Eosina (H&E). A ampliação da imagem é objetiva de 10x e ocular de 10x.

A espessura do epitélio da mucosa gástrica aumentou de 30,8 µm para 39,7 µm na região cardíaca, com uma média de 36,2 ± 0,96 µm, e de 38,8 µm para 43,1 µm na região pilórica, com uma média de 40,2 ± 0,46 µm. A taxa de aumento da espessura do epitélio foi de 24,4% na região cardíaca e 29,7% na região pilórica.

A altura do epitélio de superfície aumentou de 17,5 µm para 23,4 μm na região cardíaca, com uma média de 20,6 ± 0,64 μm, e de 17,9 μm para 22,6 μm na região pilórica, com uma média de 19,1 ± 0,51 μm. A taxa de aumento na altura do epitélio de superfície foi de 46,8% na região cardíaca e 38,4% na região pilórica.

A altura da camada glandular da mucosa gástrica aumentou de 396,3 μm para 458,4 μm na região cardíaca, com média de 422,9 ± 6,71 μm, e de 359,7 μm para 423,1 μm na região pilórica, com média de 392,1 ± 5,77 μm. A taxa de aumento da altura da camada glandular foi de 63,2% na região cardíaca e 34,6% na região pilórica (Figura 7).

O peso do estômago em bebés de 9 meses com úlcera duodenal variou entre 216 g e 278 g, com uma média de 253,5 ± 6,70 g. Ao comparar os dados obtidos com os dados de bebés de 6 meses com úlcera duodenal, determinou-se que o peso do estômago em bebés de 9 meses aumentou por um fator de 1,16.

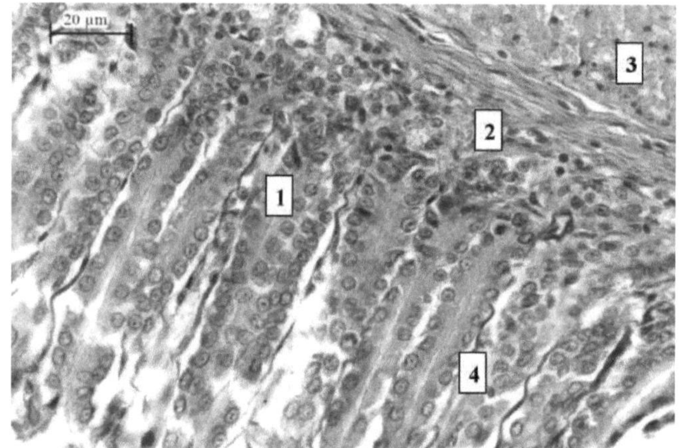

A figura 3.12 mostra a estrutura da parte pilórica da mucosa gástrica dos bebés de 6 meses do segundo grupo experimental com

uma coloração vermelha. As estruturas marcadas são as seguintes: Membrana mucosa (mucosa gástrica) Submucosa (camada submucosa) Camada muscular (muscularis externa) Enterócitos (células que revestem a superfície da mucosa) A coloração utilizada é a Hematoxilina-Eosina (H&E). A ampliação da imagem é de 10x objetiva e 40x ocular.

Nos bebés de 9 meses de idade do grupo experimental, o comprimento do estômago aumentou de 35 mm para 36 mm, com uma média de 35,21 ± 0,11 mm. A largura do estômago aumentou de 13 mm para 14 mm, com uma média de 13,41 ± 0,11 mm. A espessura do órgão aumentou de 12 mm para 14 mm, com uma média de 12,85 ± 0,22 mm. O comprimento da curvatura maior aumentou de 37 mm para 38 mm, com uma média de 37,43 ± 0,11 mm. O comprimento da curvatura menor aumentou de 13 mm para 15 mm, com uma média de 13,82 ± 0,22 mm.

Nos lactentes de 9 meses de idade do grupo experimental, a espessura da mucosa gástrica na região cardíaca aumentou de 764,3 µm para 929,4 µm (Figura 3.13), com média de 863,4 ± 17,83 µm, e na região pilórica, aumentou de 889,1 µm para 1063,5 µm, com média de 969,1 ± 18,84 µm. A taxa de aumento da espessura da mucosa gástrica foi de 19,9% na região cárdica e de 23,2% na região pilórica.

A espessura da camada muscular da mucosa gástrica na região cardíaca diminuiu de 399,7 µm para 328,4 µm, com média de 301,7 ± 3,10 µm, e na região pilórica aumentou de 382,4 µm para 445,2 µm, com média de 396,8 ± 6,78 µm. A taxa de mudança na espessura da

camada muscular foi de 31,6% na região cardíaca e 22,4% na região
pilórica.

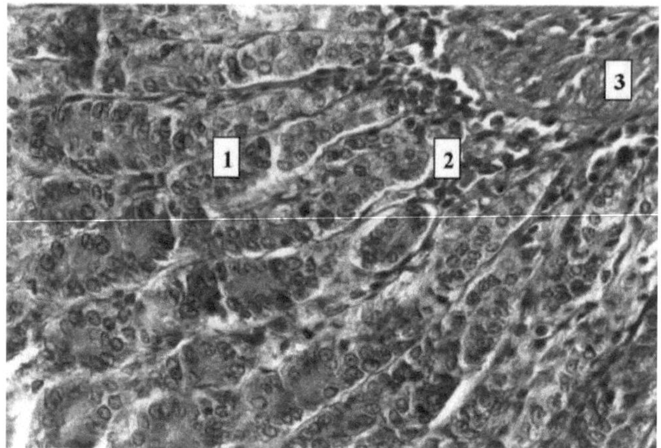

A Figura 3.13 mostra a estrutura da parte cardíaca da mucosa gástrica nos bebés de 9 meses de idade do segundo grupo experimental com uma coloração vermelha. As estruturas marcadas são as seguintes: Membrana mucosa (mucosa gástrica)Sub mucosa (camada submucosa) Camada muscular (muscularis externa) A coloração utilizada é a Hematoxilina-Eosina (H&E). A ampliação da imagem é objetiva de 10x e ocular de 40x.

A espessura da parte não glandular da camada submucosa na região cardíaca do estômago aumentou de 112,1 µm para 130,2 µm, com uma média de 121,4 ± 1,95 µm. Na região pilórica, variou de 26,8 µm a 153,1 µm, com uma média de 142,7 ± 2,84 µm. A taxa de aumento da espessura da camada submucosa não glandular foi de 31,4% na região cardíaca e de 36,3% na região pilórica. A espessura da camada muscular circular na região cardíaca do estômago aumentou de 165,3 µm para 189,1 µm, com uma média de 178,3 ± 2,57 µm. Na região pilórica, variou de 232,4 µm a 284,6 µm, com média de 254,1 ± 5,64 µm. A taxa de aumento da espessura da camada muscular circular foi de 30,3% na região cardíaca e de 15,7% na região pilórica. A espessura da parte principal da mucosa na região cardíaca do estômago aumentou de 506,3 µm para 562,1 µm, com uma média de 523,4 ± 6,03 µm. Na região pilórica, variou de 418,3 µm a 548,2 µm, com uma média de 507,9 ± 14,03 µm. A taxa de aumento na parte principal da espessura da membrana mucosa foi de 15,5% na região cardíaca e 22,4% na região pilórica. A espessura da parte glandular da mucosa na região cardíaca do estômago aumentou de 38,2 µm para 46,1 µm, com uma média de 40,6 ± 0,85 µm. Na região pilórica, variou de 46,8 µm a 59,7 µm, com uma média de 56,4 ± 1,39 µm. A taxa de aumento da parte glandular da espessura da membrana mucosa foi de 12,2% na região cardíaca e de 40,3% na região pilórica (Figura 3.14).

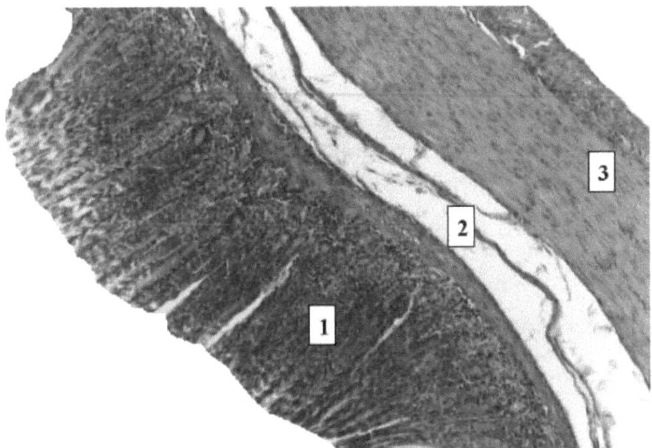

A figura 3.14 mostra a estrutura da parte pilórica da mucosa gástrica nos bebés de 9 meses do segundo grupo experimental com

uma coloração vermelha.

Membrana mucosa (mucosa gástrica) Submucosa (camada submucosa) Camada muscular (muscularis externa) A coloração utilizada é a Hematoxilina-Eosina (H&E). A ampliação da imagem é objetiva de 10x e ocular de 10x.

Na região cardíaca do estômago, a altura da parte não glandular da camada submucosa aumentou de -22,4 μm a 28,8 μm, com uma média de 26,2 ± 0,69 μm. Na região pilórica, variou de 23,1 μm a 27,9 μm, com média de 26,0 ± 0,53 μm. A taxa de aumento da altura da camada submucosa não glandular foi de 26,6% na região cardíaca e de 36,1% na região pilórica.

A altura da camada muscular circular na região cardíaca do estômago aumentou de 463,2 μm para 530,8 μm, com uma média de 504,1 ± 7,30 μm. Na região pilórica, variou de 434,5 μm a 528,6 μm, com média de 478,6 ± 10,16 μm. A taxa de aumento da altura da camada muscular circular foi de 19,2% na região cardíaca e 22,1% na região pilórica (Figura 8).

Nos bebés de 12 meses de idade do grupo experimental com desnutrição, o peso do corpo aumentou de 254 g para 288 g, com uma média de 269,0 ± 3,67 g. Quando comparado com os dados de bebés saudáveis de 9 meses de idade, o peso do corpo em bebés desnutridos de 12 meses de idade aumentou 1,06 vezes.

O comprimento do estômago aumentou de 36 mm para 37 mm nos bebés de 12 meses do grupo experimental, com uma média de 36,21 ± 0,11 mm. A largura do estômago aumentou de 13 mm para 15 mm, com uma média de 14,04 ± 0,22 mm. A espessura do órgão aumentou de 11 mm para 12 mm, com uma média de 11,21 ± 0,22 mm. O comprimento da curvatura maior aumentou de 33 mm para 34 mm, com uma média de 33,48 ± 0,22 mm. O comprimento da curvatura menor aumentou de 13 mm para 14 mm, com uma média de 13,43 ± 0,22 mm.

Com base nos dados obtidos na nossa investigação, foram determinados os seguintes parâmetros para a mucosa gástrica de bebés de 12 meses de idade na região pilórica: A espessura total da mucosa na região cárdica aumentou de 986,1 μm para 1024,9 μm, com uma média de 1002,3 ± 4,19 μm. Na região pilórica, variou de 1096,5 μm a 1238,4 μm, com uma média de 1109,2 ± 15,33 μm. A taxa de aumento da espessura total foi de 16,1% na região cardíaca e de 14,5% na região pilórica. A espessura da camada muscular na região cardíaca do estômago aumentou de 332,8 μm para 374,2 μm, com uma média de 347.5 ± 4,47 μm. Na região pilórica, variou de 452,9 μm a 503,1 μm, com média de 467,4 ± 5,42 μm. A taxa de aumento da espessura da camada muscular foi de 15,2% na região cardíaca e 17,8% na região pilórica. A espessura da camada muscular lisa na região cardíaca do estômago aumentou de 135,5 μm para 158,2 μm, com uma média de 146,4 ± 2,45 μm. Na região pilórica, variou de 149,9 μm a 160,2 μm, com uma média de 154,8 ± 1,11 μm. A taxa de aumento da espessura da camada de músculo liso foi de 20,6% na região cardíaca e de 8,5% na região pilórica (Figura 3.15).

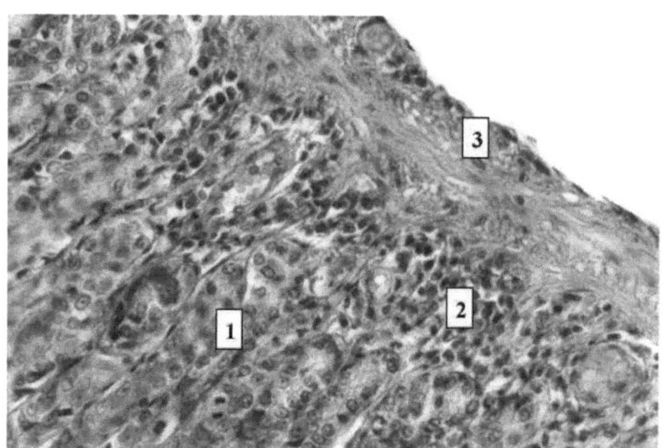

A Figura 3.15 ilustra a estrutura histológica da mucosa gástrica na região pilórica dos bebés de 12 meses de idade do grupo de estudo. (1.Canal cardíaco (Esôfago) 2.Orifício cardíaco (Junção esofagogástrica) 3.Camada muscular (Camada muscular lisa do estômago)Ok.10xox.40).

Na mucosa da parte fúndica do estômago, a espessura varia de 194,8μm a 211,6μm, com uma média de 201,1±1,81μm. Na parte pilórica, varia de 296,8μm a 431,4μm, com uma média de 312,6±3,74μm. A taxa de dobragem é de 12,8% na região cardíaca e 23,0% na região pilórica. A espessura da submucosa na parte cardíaca varia de 579,8μm a 614,9μm, com uma média de 598,4 ± 3,79μm. Na parte pilórica, varia de 554,9μm a 604,1μm,

com uma média de 578,3±5,31μm. A taxa de densidade é de 14,3% na região cardíaca e 13,9% na região pilórica. A espessura da camada principal na parte cardíaca varia de 48,4μm a 57,6μm, com uma média de 53,5±0,99μm. Na parte pilórica, varia de 60,2μm a 65,4μm, com uma média de 62,4 ± 0,56μm. A taxa de contração muscular é de 31,8% na região cardíaca e 10,6% na região pilórica. A altura da parte não epitelial da glândula na parte cardíaca varia de 29,1 μm a 33,4μm, com uma média de 31,1 ± 0,46μm. Na parte pilórica, varia de 28,2μm a 32,5μm, com uma média de 30,8 ± 0,46μm. A porcentagem de glândulas não epiteliais constitui 18,7% na região cardíaca e 18,5% na região pilórica (ver Figura 9).

Quando os cordeiros de 3 meses de idade do grupo iluminado artificialmente foram comparados com os cordeiros recém-nascidos, determinou-se que o seu peso corporal tinha aumentado 20,85 vezes. A taxa de crescimento mais baixa foi observada aos 12 meses, constituindo 1,1 vezes

Nos casos de estenose pilórica hipertensiva, a espessura total da mucosa foi maior nos cordeiros aos 6 meses de idade, atingindo 52,7% na região cardíaca com a maior taxa de crescimento. A menor taxa de crescimento foi observada aos 12 meses, constituindo 16,1% na mesma região. A maior taxa de crescimento na região pilórica foi registada aos 6 meses, com 32,9%, e aos 12 meses, verificou-se que foi de 14,5%. Em relação à espessura da camada submucosa, aos 6 meses de idade, a maior taxa de crescimento na região cardíaca foi de 58,0%, enquanto aos 12 meses foi de 14,3%. Na região pilórica, a maior taxa de crescimento aos 6 meses foi de 31,0%, e aos 12 meses foi de 13,9%. Em relação à altura da camada muscular, a maior taxa de crescimento na região cardíaca aos 6 meses de idade foi de 63,2%, e aos 12 meses foi de 14,0%. Na região pilórica, a maior taxa de crescimento aos 6 meses foi de 34,6% e aos 12 meses foi de 17,3%. A altura da camada não epitelial na submucosa teve a maior taxa de crescimento na região cardíaca aos 6 meses, com 46,8%, e aos 12 meses, com 18,7%. Na região pilórica, a maior taxa de crescimento aos 6 meses foi de 38,4% e aos 12 meses foi de 18,5%. Quanto à densidade da camada submucosa, a maior taxa de crescimento na região cardíaca foi de 31,8% aos 12 meses, e a menor foi de 12,2% aos 9 meses. Na região pilórica, a maior taxa de crescimento aos 9 meses foi de 40,3%, e aos 12 meses, de 10,6%.

Na região cardíaca, a maior taxa de crescimento da camada muscular foi de 48,3% aos 6 meses, e a menor taxa de crescimento foi de 15,2% aos 12 meses. Na região pilórica, a taxa de crescimento mais elevada da camada muscular foi registada como sendo de 36,5% aos 6 meses e a taxa de crescimento mais baixa foi de 17,8% aos 12 meses.

Quanto à camada de músculo liso, na região cardíaca, a maior taxa de crescimento foi de 44,6% aos 6 meses, e a menor taxa de crescimento foi de 20,6% aos 12 meses. Na região pilórica, a maior taxa de crescimento da camada de músculo liso foi de 37,0% aos 6 meses, e a menor taxa de crescimento foi de 8,5% aos 12 meses.

Na camada muscular longitudinal, na região cardíaca, a maior taxa de crescimento foi de 50,8% aos 6 meses, e a menor taxa de crescimento foi de 12,8% aos 12 meses. Na região pilórica, a maior taxa de crescimento da camada muscular longitudinal foi de 36,3% aos 9 meses, e a menor taxa de crescimento foi de 15,7% aos 12 meses.

§3.3. Caraterísticas morfológicas e morfométricas do estômago de ratos brancos que receberam o ASD - Ifbiostimulador numa dose de 0,1 ml em paralelo com a radiação

A nossa investigação efectuada em borregos de 3 meses que receberam 0,1 ml de bioestimulador ASD-2f juntamente com a irradiação permitiu-nos obter os seguintes indicadores O peso dos cordeiros aumentou de 90g para 132g, com um peso médio de 113,1±4,54g.

Além disso, no grupo de cordeiros de 3 meses de idade que receberam 0,1 ml de bioestimulador ASD-2f e irradiação, a espessura total da membrana mucosa da região pilórica do estômago aumentou de 489,1 µm para 581,7µm, com uma espessura média de 537,3 ± 10,00µm. Na região cardíaca, a espessura aumentou de 449,1µm para 621,8µm, com uma espessura média de 567,3±18,65µm.

Além disso, a espessura da camada muscular na região cardíaca aumentou de 131,9µm para 234,7µm, com uma espessura média de 166,4 ± 11,10µm. Na região pilórica, a espessura da camada muscular aumentou de 185,3µm para 274,8µm, com uma espessura média de 212,8 ± 9,67µm.

A espessura da mucosa na região cardíaca do grupo não irradiado variou de 57,6µm a 92,4µm, com uma espessura média de 72,6±3,76µm. Na região pilórica, variou de 56,3µm a 90,7µm, com espessura média de 70,4±3,72µm. No grupo irradiado, a espessura da mucosa na região cardíaca variou de 78,4 µm a 137,6 µm, com espessura média de 93,8 ± 6,39µm. Na região pilórica, variou de

129,0μm a 184,1μm, com uma espessura média de 142,2±5,95μm.

Na região cardíaca, a espessura da camada submucosa aumentou de 286,2μm para 439,8μm, com uma espessura média de 342,9±16,59μm. Na região pilórica, variou de 279,9μm a 346,5μm, com espessura média de 312,1±7,19μm. A espessura da camada principal na região cardíaca variou de 22,6μm a 41,3μm, com espessura média de 27,9±2,02μm. Na região pilórica, variou de 25,1 μm a 34,9μm, com espessura média de 31,2 ± 1,06μm. A altura da parte não epitelial da glândula na camada submucosa na região cardíaca variou de 12,9 μm a 19,5 μm, com uma altura média de 16,1 ± 0,71μm. Na região pilórica, variou de 11,2μm a 16,5μm, com altura média de 14,6±0,57μm. A altura da parte não epitelial da glândula na camada submucosa na região cardíaca variou de 262,7μm a 426,1μm, com altura média de 288,1±17,65μm. Na região pilórica, variou de 258,8μm a 317,6μm, com uma altura média de 291,4±6,35μm (ver Figura 10).

Paralelamente à irradiação, os cordeiros de 3 meses de idade que receberam 0,1 ml de bioestimulador ASD-2f apresentaram um aumento no comprimento do intestino delgado de 31 mm para 33 mm, com um comprimento médio de 31,42±0,22 mm. A largura do intestino delgado aumentou de 12 mm para 15 mm, com uma largura média de 13,49±0,32 mm. A espessura do órgão aumentou de 10 mm para 13 mm, com uma espessura média de 11,41±0,32 mm.

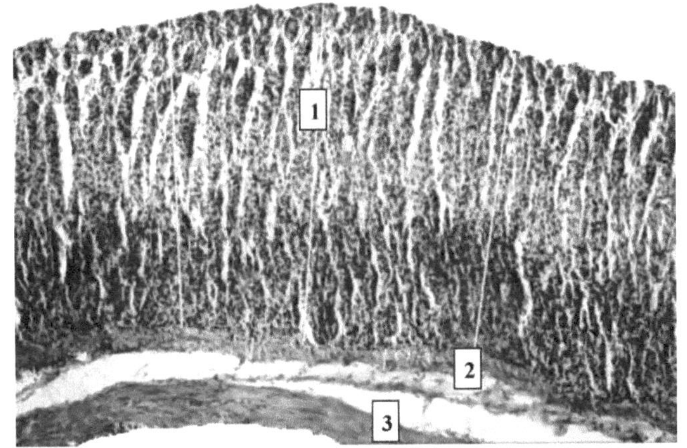

Figura 3.16. Estrutura da parte cardial do estômago do rato de 3 meses de idade. (1 - a força mais larga, 2 - o osso mais largo, 3 - força muscular. Hematoxilina pintada com eosina .Ok.10hob.10).

O comprimento do intestino grosso aumentou de 32 mm para 35 mm em paralelo com a irradiação, com um comprimento médio de 33,46±0,32 mm. O comprimento do intestino delgado aumentou de 13 mm para 15 mm, com um comprimento médio de 13,82±0,22 mm.

Em paralelo com a irradiação, os cordeiros de 6 meses que receberam 0,1 ml de bioestimulador ASD-2f apresentaram um aumento do peso corporal de 188g para 236g, com um peso médio de 219,6±5,18g. A informação obtida indica que o peso dos cordeiros de 6 meses aumentou 1,9 vezes em comparação com o grupo de cordeiros de 3 meses que receberam 0,1 ml de bioestimulador ASD-2f em paralelo com a irradiação.

Paralelamente à irradiação, os cordeiros de 6 meses de idade que receberam 0,1 ml de bioestimulador ASD-2f apresentaram um aumento no comprimento do intestino delgado de 33 mm para 36 mm, com um comprimento médio de 34,63±0,32 mm. A largura do intestino delgado aumentou de 13 mm para 15 mm, com uma largura média de 13,89±0,22 mm. A espessura do órgão aumentou de 12 mm para 13 mm, com uma espessura média de 12,43±0,11 mm.

O comprimento do intestino grosso aumentou de 37 mm para 38 mm, com um comprimento médio de 37,47±0,11 mm. O comprimento do intestino delgado aumentou de 13 mm para 15 mm, com um comprimento médio de 14,03±0,22 mm.

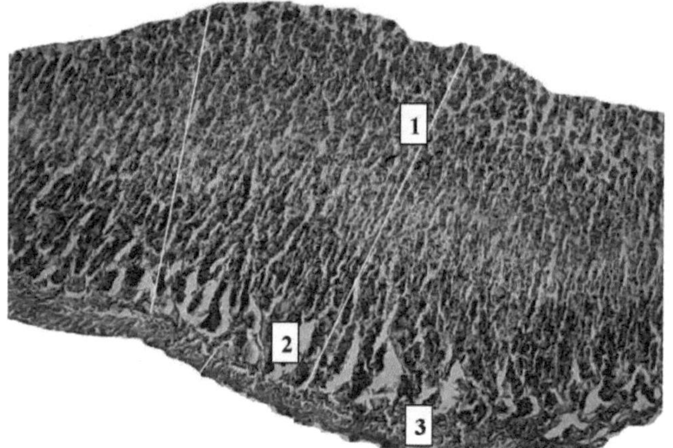

Figura 3.17. A estrutura da parte cardial do estômago do rato de 6 meses de idade Rat III. (1 - a força mais larga, 2 - o osso mais largo, 3 - força muscular. Hematoxilina - pintado com eosina.Ok.10hob.10).

De acordo com os dados da investigação obtidos com os borregos de laboratório de 6 meses de idade que receberam 0,1 ml de bioestimulador ASD-2f em paralelo com a irradiação, foram registados os seguintes parâmetros morfométricos do intestino delgado:

Na região cardíaca, a espessura total da parede do órgão variou de 682,6 µm a 863,1 µm, com uma espessura média de 762,9 ± 19,49 µm. Na região pilórica, variou de 792,3 µm a 898,7 µm, com espessura média de 821,7 ± 11,49 µm. A camada muscular longitudinal representou 42,0% da região cardíaca e 44,8% da região pilórica.

A espessura da camada muscular na região cardíaca aumentou de 216,3 µm para 323,7 µm, com uma espessura média de 240,9 ± 11,60 µm. Na região pilórica, aumentou de 312,6 µm para 398,5 µm, com uma espessura média de 331,5 ± 9,28 µm. A camada muscular longitudinal representou 44,8% da região cardíaca e 55,8% da região pilórica.

Na camada submucosa, a espessura na região cardíaca aumentou de 89,6 µm para 110,5 µm, com uma espessura média de 97,1 ± 2,26 µm. Na região pilórica, aumentou de 101,8 µm para 129,2 µm, com uma espessura média de 114,8 ± 2,96 µm. A camada submucosa foi responsável por 33,7% da região cardíaca e 63,1% da região pilórica.

A espessura da parte não epitelial da glândula na camada submucosa na região cardíaca aumentou de 128,2 µm para 172,6 µm, com uma espessura média de 143,8 ± 4,80 µm. Na região pilórica, aumentou de 194,3 µm para 248,1 µm, com uma espessura média de 216,7 ± 5,81 µm.

Na região cardíaca, a espessura da parede do órgão aumentou de 439,8 µm para 523,8 µm, com uma espessura média de 475,3 ± 9,07 µm. Na região pilórica, aumentou de 373,9 µm para 494,1 µm, com uma espessura média de 437,2 ± 12,98 µm. A camada muscular longitudinal representou 38,8% da região cardíaca e 40,1% da região pilórica.

A espessura da camada submucosa na região cardíaca aumentou de 40,1 µm para 44,9 µm, com uma espessura média de 42,7 ± 0,52 µm. Na região pilórica, aumentou de 38,3 µm para 53,7 µm, com uma espessura média de 45,9 ± 1,66 µm. A camada submucosa foi responsável por 53,0% da região cardíaca e 47,1% da região pilórica. Na região cardíaca, a altura das vilosidades na camada mucosa aumentou de 19,0 µm para 28,3 µm, com uma altura média de 24,7 ± 1,00 µm. Na região pilórica, aumentou de 18,1 µm para 25,8 µm, com uma altura média de 22,1 ± 0,83 µm. A altura das vilosidades representou 53,4% da região cardíaca e 51,4% da região pilórica. A altura da cripta das vilosidades na região cardíaca aumentou de 415,2 µm para 489,9 µm, com uma altura média de 458,2 ± 8,07 µm. Na região pilórica, aumentou de 375,0 µm para 458,4 µm, com uma altura média de 421,4 ± 9,01 µm. A altura da cripta das vilosidades representou 59,0% da região cardíaca e 44,6% da região pilórica (11 imagens).

Na experiência paralela com a administração de 0,1 ml de bioestimulador ASD-2f, os ratos de laboratório de 9 meses foram descritos com os seguintes indicadores: O peso total dos ratos aumentou de 234 g para 282 g, com um peso médio de 255,8±5,18 g. Ao comparar os dados obtidos com a informação da experiência paralela com 0,1 ml de bioestimulador ASD-2f administrado aos ratos de laboratório de 9 meses, foi revelado que o peso dos ratos aumentou 1,16 vezes durante o período de 9 meses.

Na mesma experiência, o comprimento do intestino delgado dos ratos aumentou de 35 mm para 37 mm, com um comprimento médio de 36,05±0,22 mm. A largura do intestino delgado aumentou de 14 mm para 16 mm, com uma largura média de 14,63±0,22 mm. A espessura da parede intestinal aumentou de 12 mm para 14 mm, com uma espessura média de 13,01 ± 0,22 mm. O comprimento do intestino grosso aumentou de 38 mm para 40 mm, com um comprimento médio de 39,24±0,22 mm. O comprimento do ceco aumentou de 15 mm para 16 mm, com um comprimento médio de 15,49 ± 0,11 mm.

Na experiência paralela com a administração de 0,1 ml de bioestimulador ASD-2f, os ratos de laboratório de 9 meses foram investigados, e as seguintes medidas foram registadas para a espessura da parede do intestino delgado: Na região cardíaca, a espessura aumentou de 829,6 µm para 1052,8 µm, com uma espessura média de 968,7 ± 24,11 µm, enquanto na região pilórica, aumentou de 929,1 µm para 1207,2 µm, com uma espessura média de 1021,7 ± 30,03 µm.

A taxa de contração intestinal na região cardíaca foi de 26,9%, e na região pilórica foi de 24,3%. A espessura da camada muscular na região cardíaca do intestino delgado aumentou de 322,1 µm para 389,3 µm, com uma espessura média de 340,9 ± 7,26 µm, enquanto na região pilórica aumentou de 406,3 µm para 512,1 µm, com uma espessura média de 433,5 ± 11,43 µm.

A taxa de contração intestinal na região cardíaca foi de 41,5% e na região pilórica foi de 30,8%.

No experimento paralelo, a espessura da camada muscular lisa do intestino delgado na região cardíaca variou de 119,2 µm a 143,8 µm, com uma espessura média de 131,7 ± 2,66 µm, enquanto na região pilórica variou de 131,5 µm a 160,3 µm, com uma espessura média de 142,7 ± 3,11 µm. A taxa de contração na região cardíaca foi de 35,6%, e na região pilórica, de 25,2%. Para a camada muscular alongada, na região cardíaca, a espessura aumentou de 187,4 µm para 223,8 µm, com uma espessura média de 208,2 ± 3,93 µm, enquanto na região pilórica, aumentou de 269,7 µm para 331,2 µm, com uma espessura média de 289,9 ± 6,64 µm. A taxa de contração na região cardíaca foi de 44,8% e na região pilórica foi de 33,8%. Nas vilosidades do intestino delgado, na região cardíaca, a espessura das vilosidades aumentou de 541,6 µm para 623,8 µm, com uma espessura média de 574,9±8,88 µm, enquanto na região pilórica aumentou de 487,6 µm para 598,3 µm, com uma espessura média de 521,2±11,96 µm. A taxa de contração na região cardíaca foi de 20,9% e na região pilórica foi de 19,2%. Em relação à altura das vilosidades, na região cardíaca, a espessura aumentou de 44,5 µm para 57,0 µm, com espessura média de 52,5±1,35 µm, enquanto na região pilórica aumentou de 53,8 µm para 63,2 µm, com espessura média de 58,4±1,02 µm. A taxa de contração na região cardíaca foi de 23,0%, e na região pilórica, foi de 27,2%. (3.18-figura).

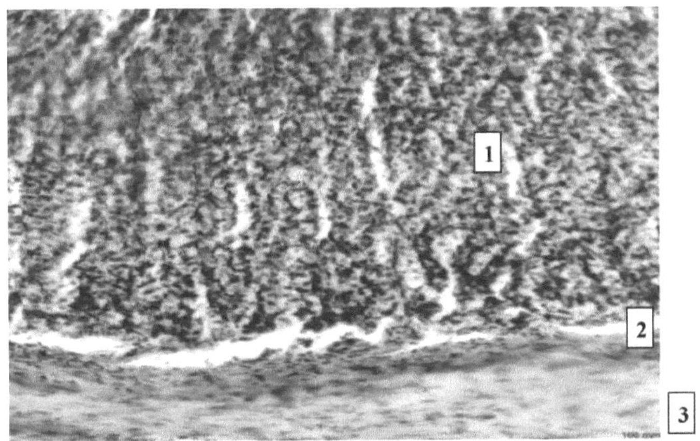

Figura 3.18: Estrutura da parte pilórica da parede do estômago do rato de 9 meses de idade - Rato III. (1 - a força mais larga, 2 - o osso mais largo, 3 - força muscular. Hematoxilina - pintada com eosina.Ok.10hob.10).

Nas vilosidades do intestino delgado, a altura da borda em escova na região cardíaca aumentou de 27,9 µm para 32,5 µm, com uma altura média de 31,8 ± 0,50 µm, enquanto na região pilórica aumentou de 25,9 µm para 30,3 µm, com uma altura média de 27,5 ± 0,48 µm. A taxa de contração na região cardíaca foi de 28,7%, e na região pilórica, de 24,4%. A altura do burma da borda em escova na região cardíaca variou de 536,2 µm a 600,6 µm, com uma altura média de 557,1 ± 6,96 µm, enquanto na região pilórica variou de 473,1 µm a 552,9 µm, com uma altura média de 504,6 ± 8,62 µm. A taxa de contração na região cardíaca foi de 21,6% e na região pilórica foi de 19,7% (12 figuras).

De acordo com as informações obtidas na experiência paralela em que foi administrado 0,1 ml do bioestimulador ASD-2f, o peso corporal dos ratos de 12 meses variou entre 254 g e 308 g, com um peso médio de 282,0±4,97 g. Quando comparado com os dados dos ratos de 9 meses que receberam o bioestimulador ASD-2f, determinou-se que o peso corporal dos ratos de 12 meses aumentou 1,1 vezes.

Nas vilosidades do intestino delgado, o comprimento da borda em escova aumentou de 37 mm para 39 mm, com um comprimento médio de 38,09±0,18 mm. A largura das vilosidades variou de 14 mm a 16 mm, com uma largura média de 15,24±0,18 mm. A espessura do tecido no órgão variou de 14 mm a 15 mm, com uma espessura média de -14,45±0,09 mm. O comprimento das vilosidades maiores variou de -42 mm a -43 mm, com um comprimento médio de -42,47±0,09 mm. O comprimento das vilosidades menores variou de -16 mm a -18 mm, com um comprimento médio de -17,02±0,18 mm.

Durante a experiência, foram obtidos os seguintes dados sobre o corpo estudado de ratos brancos de 12 meses de idade que receberam 0,1 ml de bioestimulador ASD-2f em paralelo com a radiação:

Nas vilosidades do intestino delgado, a espessura total da borda em escova aumentou de 1132,0 µm para 1351,7 µm na região cardíaca, com uma espessura média de 1176,3 ± 20,21 µm. Na região pilórica, aumentou de 1178,1 µm para 1404,7 µm, com uma espessura média de 1258,9 ± 20,85 µm. A porcentagem de mudança na espessura foi de 21,4% na região cardíaca e 23,2% na região pilórica. A espessura da camada muscular na região cardíaca variou de 369,3 µm a 414,2 µm, com uma espessura média de 381,2 ± 4,13 µm. Na região pilórica, variou de 513,9 µm a 611,7 µm, com uma espessura média de 537,3 ±

8,99 µm. A porcentagem de mudança na espessura foi de 11,8% na região cardíaca e 23,9% na região pilórica. A espessura da camada muscular lisa nas vilosidades aumentou de 128,9 µm para 164,3 µm na região cardíaca, com uma espessura média de 153,9 ± 3,26 µm. Na região pilórica, aumentou de 164,7 µm para 188,3 µm, com uma espessura média de 169,8 ± 2,17 µm. A porcentagem de mudança na espessura foi de 16,9% na região cardíaca e 19,0% na região pilórica. A espessura da lâmina própria nas vilosidades aumentou de 210,8 µm para 231,4 µm na região cardíaca, com uma espessura média de 227,3±1,90 µm. Na região pilórica, aumentou de 343,4 µm para 375,9 µm, com uma espessura média de 367,5 ± 2,99 µm. A porcentagem de mudança na espessura foi de 9,2% na região cardíaca e 26,9% na região pilórica.

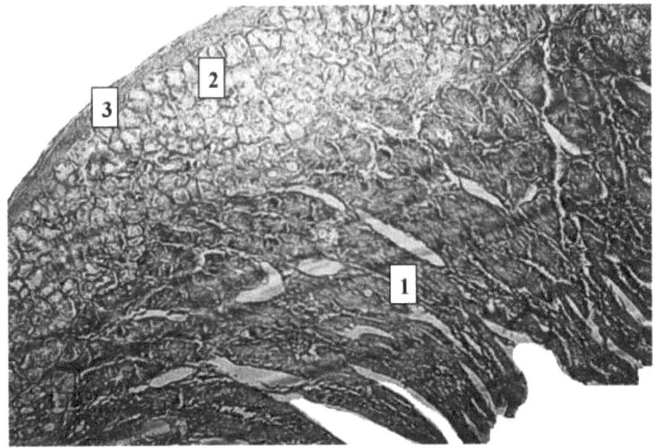

3.19- ilustração. No estudo de 12 meses, em ratos de laboratório do Grupo III, foi mostrada a estrutura da secção cardíaca da

parede do estômago. (1 - pregas rugais, 2 - zona da glândula gástrica, 3 - camada muscular. Coloração de Van Gieson. Ampliação 10x, objetiva 10x).

A espessura da mucosa gástrica na região cárdica varia de 706,8 μm a 758,3 μm, com média de 722,8±4,74 μm (Figura 3.19). Na região pilórica, a espessura varia de 606,1 μm a 715,3 μm, com uma média de 653,7 ± 10,05 μm. As pregas rugais estão presentes em 25,7% da região cardíaca e 25,4% da região pilórica. A espessura da zona da glândula gástrica na região cardíaca está entre 60,8 μm e 68,5 μm, com uma média de 64,8 ± 0,71 μm. Na região pilórica, a espessura varia de 54,7 μm a 69,3 μm, com uma média de 63,5 ± 1,34 μm. A zona da glândula gástrica cobre 23,4% da região cardíaca e 8,7% da região pilórica.

A altura das pregas rugais na região cardíaca varia de 32,4 μm a 38,1 μm, com uma média de 33,5 ± 0,52 μm. Na região pilórica, a altura varia de 31,9 μm a 37,3 μm, com uma média de 33,0 ± 0,50 μm. As pregas rugais estão presentes em 5,3% da região cardíaca e em 20,0% da região pilórica. A altura da zona da glândula gástrica na região cardíaca aumenta de 652,9 μm para 714,5 μm, com uma média de 693,2 ± 5,67 μm. Na região pilórica, a altura varia de 589,2 μm a 678,5 μm, com uma média de 634,1 ± 8,22 μm. A zona da glândula gástrica cobre 24,4% da região cardíaca e 25,7% da região pilórica.

De acordo com a análise dos resultados do estudo, verificou-se que os ratos brancos de laboratório que receberam 0,1 ml de bioestimulador ASD-2f em paralelo com a radiação registaram um aumento do peso corporal superior a 2,4 vezes durante o período de 6 meses e 1,2 vezes durante o período de 12 meses.

Na experiência em que os coelhos receberam 0,1 ml do bioestimulador ASD-2f, a espessura da mucosa gástrica na região cardíaca apresentou o maior aumento de 42,0% num período de 6 meses, enquanto o menor aumento de 21,4% foi observado ao longo de 12 meses. Na região pilórica, o maior aumento da espessura da mucosa gástrica foi de 44,8% aos 6 meses e o menor aumento foi de 23,2% aos 12 meses. Relativamente à espessura da zona glandular, a região cardíaca apresentou o maior aumento de 38,8% aos 6 meses e o menor aumento de 20,9% aos 9 meses. Na região pilórica, o maior aumento da espessura da zona glandular foi de 40,1% em 6 meses, e o menor aumento foi de 19,2% em 9 meses. A altura das pregas rugais na região cardíaca apresentou o maior aumento de 59,0% em 6 meses e o menor aumento de 21,6% em 9 meses. Na região pilórica, o maior aumento na altura das pregas rugais foi registado em 44,6% ao longo de 6 meses e o menor aumento de 19,7% foi observado ao longo de 9 meses. A altura da zona da glândula gástrica na região cardíaca apresentou o maior aumento de 53,4% aos 6 meses, mantendo-se constante em 5,3% aos 12 meses. Na região pilórica, o maior aumento da altura da zona glandular foi registado em 51,4% aos 6 meses, e o menor aumento de 20,0% foi observado aos 12 meses.

A espessura da mucosa principal na região cardíaca apresentou o maior aumento de 53,0% em 6 meses, enquanto o menor aumento de 23,0% foi observado em 9 meses. Na região pilórica, o maior aumento da espessura da mucosa foi registado em 47,1% aos 6 meses, e o menor aumento de 8,7% foi observado aos 12 meses.

Em relação à espessura da camada muscular, na região cardíaca, o maior aumento foi de 44,8% em 6 meses, e o menor aumento foi de 11,8% em 12 meses. Na região pilórica, o maior aumento da espessura da camada muscular foi de -55,8% em 6 meses, e o menor aumento foi de 23,9% em 12 meses. A espessura da camada submucosa na região cardíaca apresentou o maior aumento de 35,6% em 9 meses e o menor aumento de 16,9% em 12 meses. Na região pilórica, o maior aumento da espessura da camada submucosa foi de 63,1% em 6 meses, e o menor aumento foi de 19,1% em 12 meses. Quanto à espessura da camada serosa, na região cardíaca, o maior aumento observado foi de 53,3% em 6 meses, e o menor aumento foi de 9,2% em 12 meses. Na região pilórica, o maior aumento da espessura da camada serosa foi de 52,4% em 6 meses, e o menor aumento foi de 26,8% em 12 meses (Figura 13).

§3.4. Após a irradiação, foram avaliadas as caraterísticas histológicas e morfométricas da parede do esófago dos ratos que receberam 0,1 ml de bioestimulador ASD-2f.

Após a irradiação, foram medidos os parâmetros esofágicos dos ratos de laboratório que receberam 0,1 ml de bioestimulador ASD-2f durante 6 meses, tendo sido obtidos os seguintes resultados: O peso do corpo dos ratos aumentou de 190 gramas para 236 gramas, com um peso médio de 218,4 ± 4,97 gramas.

O comprimento do esófago nos ratos aumentou de 33 mm para 35 mm, com um comprimento médio de 33,82 ± 0,22 mm. A largura do esófago passou de 14 mm para 15 mm, com uma largura média de 14,40 ± 0,11 mm. A espessura do órgão aumentou de 12 mm para 14 mm, com uma espessura média de 12,81 ± 0,22 mm. O comprimento da curvatura maior mudou de 37 µm para 38 mm, com um comprimento médio de 37,20 ± 0,11 mm. O comprimento da curvatura menor aumentou de 14 µm para 16 mm, com um comprimento médio de 15,08 ± 0,22 mm.

Após a conclusão da irradiação e a administração de 0,1 ml de bioestimulador ASD-2f por 6 meses, os seguintes parâmetros foram obtidos do grupo experimental de ratos: A espessura global da parede do esófago aumentou de 648,5 µm para 814,3 µm na região cárdica, com uma espessura média de 739,8 ± 17,91 µm (Figura 3.20). Na região pilórica, a espessura da parede do esófago passou de 775,8 µm para 986,4 µm, com uma espessura média de 853,7 ± 22,74 µm.

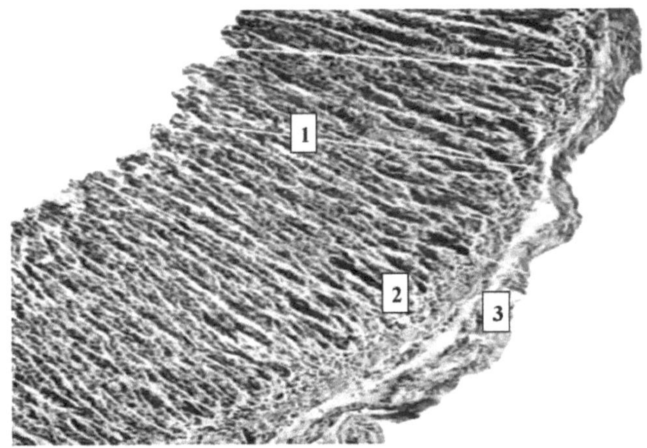

3.20- figura. A estrutura da secção cardíaca da parede ventricular dos ratos brancos do grupo IV de 6 meses. (1 - vaso arterial, 2 - base venosa, 3 - camada muscular. Corado com hematoxilina-eosina. Ampliação 10x10).

A espessura da camada muscular na secção cardíaca variou de 208,3 µm a 292,7 µm, com uma média de 224,9 ± 9,12 µm. Na secção pilórica, variou de 312,3 µm a 411,5 µm, com uma média de 365,7 ± 10,71 µm. A espessura do músculo liso na camada circular na secção cardíaca variou de 89,3 µm a 108,9 µm, com uma média de 94,7 ± 2,12 µm. Na secção pilórica, variou de 98,3 µm a 139,4 µm, com uma média de 128,4 ± 4,38 µm.

A espessura do músculo liso na camada longitudinal na secção cardíaca variou de 133,4 µm a 162,2 µm, com uma média de 145,2 ± 3,11 µm. Na secção pilórica, variou de 216,8 µm a 264,7 µm, com uma média de 236,9 ± 5,17 µm. A espessura da camada serosa na secção cardíaca variou de 426,9 µm a 532,5 µm, com uma média de 478,7 ± 11,40 µm. Na secção pilórica, variou de 365,2 µm a 498,5 µm, com uma média de 439,1 ± 14,40 µm. A espessura do tecido conjuntivo na secção cardíaca variou de 32,3 µm a 40,9 µm, com uma média de 35,8 ± 0,93 µm. Na secção pilórica, variou de 38,8 µm a 53,7 µm, com uma média de 46,8 ± 1,61 µm. A altura do epitélio da camada serosa na secção cardíaca variou de 19,0 µm a 26,3 µm, com uma média de 23,8 ± 0,79 µm. Na secção pilórica, variou de 18,3 µm a 25,4 µm, com uma média de 21,6 ± 0,77 µm. A altura do epitélio da camada serosa na secção cardíaca variou de 406,5 µm a 501,2 µm, com uma média de 438,9 ± 10,23 µm. Na secção pilórica, variou de 373,6 µm a 451,9 µm, com uma média de 421,6 ± 8,46 µm (14 ilustrações).

Após a conclusão da investigação no grupo de coelhos de 9 meses de idade que receberam 0,1 ml de bioestimulador ASD-2f após a irradiação, foram obtidas as seguintes informações: O peso dos coelhos experimentais variou de 230 gramas a 282 gramas, com peso médio de 254,2 ± 4,78 gramas. Ao comparar os indicadores deste grupo com os dados de base dos coelhos que receberam o bioestimulador durante 6 meses após a irradiação, verificou-se que o peso dos coelhos aumentou 1,16 vezes. Além disso, o comprimento das vilosidades intestinais dos coelhos no jejuno, depois de receberem 0,1 ml de bioestimulador ASD-2f durante 9 meses após a irradiação, variou entre 36 mm e 38 mm, com um comprimento médio de 36,69 ± 0,18 mm. A largura das vilosidades variou de 13 mm a 15 mm, com uma largura média de 13,82 ± 0,09 mm. A espessura da parede intestinal variou de 13 mm a 15 mm, com uma espessura média de 13,60 ± 0,18 mm. O comprimento da curvatura maior aumentou de 38 mm para 40 mm, com uma média de 38,62 ± 0,18 mm. O comprimento da curvatura menor variou de 14 mm a 15 mm, com uma média de 14,61 ± 0,09 mm.

Após a conclusão da investigação no grupo de coelhos de 9 meses de idade que receberam 0,1 ml de bioestimulador ASD-2f após a irradiação, foram obtidas as seguintes informações:

A espessura total da parede intestinal na região cardíaca aumentou de 945,2 µm para 1108,5 µm, com uma média de 995,3 ± 15,02 µm. Na região pilórica, aumentou de 1065,2 µm para 1225,3 µm, com uma média de 1102,6 ± 14,73 µm. O aumento da espessura resultou em um efeito de estreitamento luminal, reduzindo o tamanho do lúmen.

O comprimento das vilosidades da membrana mucosa aumentou de 307,8 µm para 396,3 µm na região cardíaca, com uma média de

320,5 ± 8,14 µm. Na região pilórica, aumentou de 437,9 µm para 596,7 µm, com uma média de 499,1 ± 14,61 µm. O aumento do comprimento das vilosidades contribuiu para um aumento da área de superfície para absorção de nutrientes. A profundidade das criptas de Lieberkühn na região cardíaca diminuiu de -122,5 µm para -158,7 µm, com uma média de -141,1 ± 3,33 µm. Na região pilórica, aumentou de 140,4 µm para 198,7 µm, com uma média de 176,3 ± 5,36 µm. A diminuição da profundidade na região cardíaca pode indicar possíveis danos ou alterações na estrutura celular. A espessura da camada muscular aumentou de 161,3 µm para 198,3 µm na região cardíaca, com uma média de 179,4 ± 3,40 µm. Na região pilórica, aumentou de 287,1 µm para 341,5 µm, com uma média de 322,8 ± 5,00 µm. O aumento da espessura indica uma mudança na estrutura muscular após o tratamento com o bioestimulador. A espessura da camada serosa na região cardíaca aumentou de 549,1 µm para 698,5 µm, com uma média de 619,7 ± 13,74 µm. Na região pilórica, aumentou de 489,8 µm para 603,5 µm, com uma média de 538,7 ± 10,46 µm. O aumento da espessura da camada serosa indica alterações na camada externa protetora do intestino. A altura das pregas principais aumentou de 48,3 µm para 58,7 µm na região cárdica, com média de 52,9 ± 0,96 µm. Na região pilórica, aumentou de 57,4 µm para 63,3 µm, com uma média de 60,7 ± 0,54 µm. O aumento da altura das pregas principais contribui para uma maior área de superfície para absorção de nutrientes. A altura das pregas secundárias na região cardíaca aumentou de 28,2 µm para 33,4 µm, com uma média de 31,2 ± 0,48 µm. Na região pilórica, aumentou de 25,9 µm para 29,3 µm, com uma média de 27,5 ± 0,31 µm. O aumento da altura das dobras secundárias também contribui para um aumento da área de superfície.

A altura das vilosidades da mucosa intestinal na região cardíaca aumentou de 514,8 µm para 617,3 µm, com média de 588,1 ± 9,43 µm. Na região pilórica, aumentou de 474,1 µm para 565,3 µm, com média de 514,6 ± 8,39 µm. A altura das vilosidades foi observada como sendo 34,0% na região cardíaca e 22,1% na região pilórica (15 observações).

Foram efectuadas outras investigações em coelhos de laboratório com 12 meses de idade que receberam 0,1 ml de bioestimulador ASD-2f após a irradiação. O peso corporal dos coelhos deste grupo aumentou de 250 g para 297 g, com um peso médio de
279.8 ± 5,08 g. Quando comparado com os coelhos de 9 meses que receberam o mesmo bioestimulador, o peso corporal dos coelhos de 12 meses aumentou aproximadamente 1,1 vezes.

Em relação ao comprimento das vilosidades da mucosa intestinal no grupo de 12 meses de idade, este aumentou de 38 mm para 40 mm, com um comprimento médio de 38,80 ± 0,22 mm. A largura das vilosidades aumentou de 14 mm para 15 mm, com uma média de 14,61 ± 0,11 mm. A espessura da parede intestinal aumentou de 13 mm para 15 mm, com uma média de 13,88 ± 0,22 mm. O comprimento das pregas maiores aumentou de 42 mm para 44 mm, com uma média de 42,69 ± 0,22 mm. O comprimento das pregas mais pequenas aumentou de 17 mm para 19 mm, com uma média de 18,05 ± 0,22 mm.

De acordo com os dados obtidos, os seguintes indicadores morfométricos foram encontrados em ratos de 12 meses que receberam 0,1 ml de bioestimulador ASD-2f após o término da radiação: a espessura total da parede do estômago mudou de 1121,7 µm na parte cardial para 1309,5 µm, em média 1188,3 ± 20,28 µm, na parte pilórica de 1258,4 µm para 1473,2 µm, em média 1351,7 ± 23,2 µm.

A taxa de absorção na região cardíaca foi de 19,4%, enquanto na região pilórica foi de 22,6%. A espessura da camada muscular na região cardíaca aumentou de 372,4 µm para 413,9 µm, com uma média de 384,8 ± 4,48 µm. Na região pilórica, aumentou de 528,3 µm para 619,7 µm, com média de 555,1 ± 9,87 µm. A taxa de absorção na região cardíaca foi de 20,1%, enquanto na região pilórica foi de 11,2%.

Relativamente à submucosa, a espessura na região cardíaca aumentou de

147.7 µm para 169,3 µm, com uma média de 156,4 ± 2,33 µm. Na região pilórica, aumentou de 169,3 µm para 198,7 µm, com média de 187,8 ± 3,18 µm. A taxa de absorção na região cardíaca foi de 10,8%, enquanto na região pilórica foi de 6,5%. A espessura da camada muscular na região pilórica do músculo bolus aumentou de 213,6 µm para 244,5 µm, com uma média de 228,4 ± 3,34 µm. Na região pilórica, aumentou de 341,6 µm para 389,3 µm, com média de 367,3 ± 5,15 µm. A taxa de absorção na região cardíaca foi de 27,3%, enquanto na região pilórica foi de 13,8%. Em relação à espessura da membrana serosa (peritônio), na região cardíaca, ela aumentou de 695,2 µm para 756,3 µm, com média de

732.8 ± 6,60 µm. Na região pilórica, aumentou de 668,3 µm para 749,4 µm, com média de 726,8 ± 8,76 µm. A taxa de absorção na região cardíaca foi de 18,3%, enquanto na região pilórica foi de 34,9%. A espessura da camada principal na região cardíaca aumentou de 59,8 µm para 68,9 µm, com uma média de 65,1 ± 0,98 µm. Na região pilórica, aumentou de 59,5 µm para 69,7 µm, com média de 66,2 ± 1,10 µm. A taxa de absorção na região cardíaca foi de 23,1%, enquanto na região pilórica foi de 9,1%. (Figura 3.21)

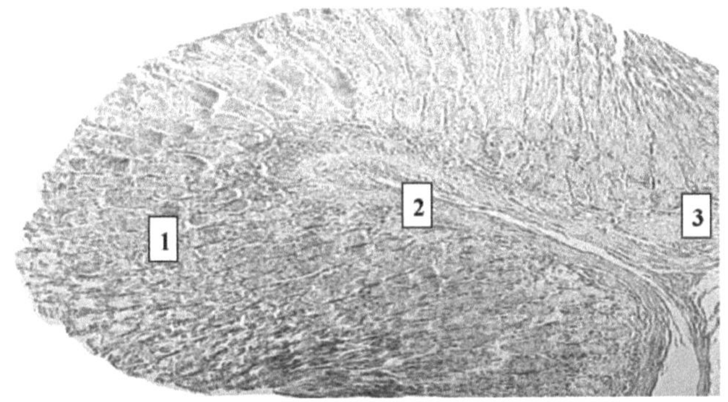

3.21- figura. A histologia da região cardíaca do estômago no grupo IV de 6 meses de ratos brancos é a seguinte:

1.Mucosa (Mucosa gástrica) 2.Submucosa (Camada submucosa)

3Muscularis externa (Camada muscular)

A secção é corada com a coloração de Van Gieson. (Ampliação:

10x10).

A altura da parte não glandular da mucosa gástrica na região cardíaca está entre 33,5 µm e 37,0 µm, com uma média de 36,2 ± 0,38 µm. Na região pilórica, varia de 32,1 µm a 38,5 µm, com uma média de 35,3 ± 0,69 µm. A porcentagem da área de superfície coberta por dobras mucosas (plicae) na região cardíaca é de 16,0% e na região pilórica é de 28,4%.

A espessura da parte glandular da mucosa gástrica é de 688,1 µm a 728,2 µm, com média de 701,3±4,33 µm, na região cárdica. Na região pilórica, varia de 639,2 µm a 712,7 µm, com uma média de 687,6 ± 7,94 µm. A porcentagem da área de superfície coberta por tecido glandular na região cardíaca é de 19,2% e na região pilórica é de 33,6%.

A análise dos resultados da investigação indicou que, depois de receber 0,1 ml de bioestimulador ASD-2f após a irradiação, a espessura da mucosa gástrica nos ratos experimentais aumentou 1,2 vezes durante o período de 6 meses e diminuiu 1,1 vezes após 12 meses. O quarto grupo experimental mostrou que a espessura total da mucosa gástrica nos ratos irradiados aumentou 34,5% após 9 meses e diminuiu 19,4% após 12 meses. Na região pilórica, o aumento foi de 29,2% após 9 meses e diminuiu 22,6% após 12 meses.

A espessura da mucosa gástrica na região cardíaca apresentou a maior taxa de aumento, atingindo 29,5% após 9 meses e diminuindo para 18,3% após 12 meses. Na região pilórica, a maior taxa de aumento foi observada após 12 meses, atingindo 34,5%, e diminuiu para 22,5% após 9 meses.

A espessura das pregas gástricas (plicae) na região cardíaca apresentou a maior taxa de aumento, atingindo 34,0% nos ratos com 9 meses de idade e diminuiu para 19,2% após 12 meses. Na região pilórica, a maior taxa de aumento foi observada após 12 meses, atingindo 33,8%, e diminuiu para 22,1% após 9 meses.

A altura da parte glandular da mucosa gástrica apresentou a maior taxa de aumento na região cardíaca, atingindo 31,1% após 9 meses e diminuindo para 16,0% após 12 meses. Na região pilórica, a maior taxa de aumento foi observada após 12 meses, atingindo 28,4%, e diminuiu para 27,3% após 9 meses. A espessura do tecido glandular na região cardíaca apresentou a maior taxa de aumento, atingindo 47,8% após 9 meses e diminuindo para 23,0% após 12 meses. Na região pilórica, a maior taxa de aumento foi observada após 9 meses, atingindo 29,7%, e diminuiu para 9,1% após 12 meses.

A espessura da mucosa gástrica apresentou a maior taxa de aumento na região cárdica, atingindo 42,5% após 9 meses e diminuindo para 20,1% após 12 meses. Na região pilórica, a maior taxa de aumento foi observada após 9 meses, atingindo 36,5%, e diminuiu para 11,2% após 12 meses. A espessura da mucosa da prega gástrica apresentou a maior taxa de aumento na região cardíaca, atingindo 49,0% após 9 meses e diminuindo para 10,8% após 12 meses. Na região pilórica, a maior taxa de aumento foi observada após 9 meses, atingindo 37,3%, e diminuiu para -6,5% após 12 meses. A espessura da parte glandular da mucosa gástrica apresentou a maior taxa de diminuição na região cardíaca, atingindo -37,8% após 9 meses e diminuindo para -27,3% após 12 meses. Na região pilórica, a maior taxa de diminuição foi observada após 9 meses, atingindo -36,3%, e aumentou para 13,8% após 12 meses (com base em 16 medições).

CAPÍTULO 4. ANÁLISE COMPARATIVA DA PAREDE GÁSTRICA INDICADORES WALLIMORFOMÉTRICOS DE RATOS BRANCOS COM DOENÇA LUMINOSA E DOENÇA BIOSTIMULANTE - 2F

A radiação é um problema complexo que não é apenas radiobiológico, mas também social.

A investigação sobre os efeitos da exposição às radiações provocadas por acidentes significativos tem-se expandido rapidamente numa perspetiva científica. Embora a exposição às radiações seja reconhecida como um dos factores que afectam o organismo em termos dos seus efeitos nocivos, foram dedicados numerosos estudos científicos à compreensão das suas diferentes actividades. A utilização de tecnologias de radiação não está a diminuir ao longo dos anos; pelo contrário, a sua aplicação está a aumentar continuamente. Este aumento da utilização de tecnologias de radiação não só afectou os componentes do sistema imunitário, como também provocou alterações noutros sistemas, incluindo os órgãos do sistema digestivo, levando a alterações no processo de digestão dos alimentos (Safonova V. Yu., 2006; Vishnyakov A.I., 2010; Koveshnikov V.G., Berest A. Yu., 2012; Kriventsov M.A., 2014).

A proteção do organismo contra os antigénios alimentares, a exposição à radiação e as consequências das doenças oncológicas após a realização de radioterapia são considerados indicadores cruciais para a manutenção e o reforço do ambiente interno do corpo. (Alexandrov Yu. A., 2007).

Para reduzir a força do impacto de factores que representam riscos potenciais para o organismo, o uso contínuo de substâncias biológicas activas que corrigem o metabolismo e a imunidade tornou-se relevante.

De acordo com os dados do Ministério das Situações de Emergência em agosto de 2019, a dose média mensal de exposição à radiação gama no mundo é de 0,16 µSv por hora (o limite admissível para os seres humanos é considerado de 0,30 µSv por hora). (www.gazeta.uz/ 21 de agosto de 2019).

Os estimuladores biogénicos e os adaptogénicos aumentam a resistência global do organismo ao stress físico e emocional. Muitas substâncias activas biológicas (BAS), presentes em várias plantas, proporcionam uma vasta gama de efeitos farmacológicos no organismo, actuando como agentes de melhoria da saúde (organoprotectores) (Kurkin V.A. et al., 2010).

Entre os meios existentes para implementar a terapia medicinal, a preparação ASD ocupa um lugar importante. Quando introduzido no organismo por via oral ou parentérica, actua como um potente estimulador da atividade vital. Quando utilizado localmente, apresenta também propriedades anti-sépticas.

A preparação exerce um impacto multifacetado no organismo. Melhora os processos metabólicos e as reacções de oxidação, aumenta a saturação de oxigénio no sangue, melhora a respiração dos tecidos, melhora a digestão dos alimentos e facilita a absorção dos nutrientes, revigorando assim os sistemas cardíaco e respiratório.

Numa experiência controlada, examinámos os parâmetros morfológicos e morfométricos do fígado de coelhos durante o período pré-natal, durante a irradiação e após a irradiação, que foram submetidos a correção com o estimulador antissético de 2 fracções de Dorogov.

Os resultados da nossa investigação indicaram alterações notáveis no peso corporal dos coelhos experimentais sob a supervisão do grupo de controlo. O aumento do peso corporal nos coelhos de laboratório foi observado a partir do terceiro mês, e quando comparado com os coelhos recém-nascidos, o seu peso corporal aumentou 22,04 vezes, sendo o menor ganho de peso registado aos 12 meses, apresentando um coeficiente de 1,1.

Após a irradiação e a subsequente recuperação dos efeitos da irradiação, foi observada uma diminuição significativa do peso corporal de 1,06 vezes durante o período experimental de três meses no grupo monitorizado, quando comparado com os indicadores de controlo.

No terceiro grupo de coelhos de laboratório, que recebeu uma dose de 0,1 ml de bioestimulador da fração ASD-2 em simultâneo com a irradiação, o seu peso corporal apresentou um aumento com o coeficiente mais elevado de 1,04 durante o período de três meses e uma diminuição com o coeficiente mais baixo de 1,01 aos 12 meses. O peso corporal dos coelhos de laboratório que receberam uma dose de 0,1 ml de bioestimulador da fração ASD-2 após a irradiação não sofreu alterações significativas em comparação com o grupo de controlo não irradiado.

Durante o processo de realização da investigação científica, a diminuição mais significativa do peso corporal foi observada no grupo de coelhos sujeitos a irradiação e que sofriam de doença da radiação, com um coeficiente de 1,15 aos três meses e a menor diminuição, com um coeficiente de 1,03 aos 12 meses. Em comparação com o segundo grupo irradiado, o peso corporal dos coelhos do terceiro grupo que recebeu uma dose de 0,1 ml de bioestimulador de fração ASD-2 após a irradiação aumentou com um coeficiente de 1,07.

Após a irradiação, o grupo de coelhos que recebeu uma dose de 0,1 ml de bioestimulador da fração ASD-2 apresentou um aumento do peso corporal com um coeficiente de 1,02 em todas as categorias de idade. Tal como evidenciado pela experiência, a condição dos coelhos de laboratório irradiados não sofreu alterações significativas devido à aplicação de irradiação tópica, o que significa que não foram identificadas alterações positivas visíveis.

O comprimento do intestino nos animais de laboratório do grupo de controlo registou o seu nível mais elevado de aumento, 17,4% e 8,9%, aos 3 e 12 meses, respetivamente. O menor aumento do comprimento do intestino, 5,8%, foi observado nos coelhos com 9 meses de idade.

Comparando o grupo de coelhos de controlo com o grupo irradiado, a diminuição máxima do aumento do comprimento do intestino, com um coeficiente de 1,07, foi observada nos coelhos irradiados com 12 meses de idade, enquanto os outros grupos etários apresentaram uma diminuição semelhante do comprimento do intestino. No grupo de coelhos que recebeu uma dose de 0,1 ml de bioestimulador da fração ASD-2 após a irradiação, o maior aumento do comprimento do intestino, 1,06, foi observado nos coelhos de 6 meses de idade, enquanto as outras categorias etárias mostraram uma diminuição com um coeficiente de 1,01. Após a irradiação, o aumento do intestino foi observado apenas no grupo de coelhos com 9 meses de idade, apresentando um aumento com um coeficiente de 1,01.

De acordo com os resultados da investigação realizada, o aumento máximo da largura do intestino no grupo de controlo de coelhos foi registado em 2,8 vezes durante o período de três meses, e o aumento do tamanho dos órgãos foi observado em 1,01 vezes nos coelhos de seis meses de idade.

Comparando os grupos controlados e irradiados, a maior diminuição no alargamento dos intestinos, com um coeficiente de 1,06, foi observada nos coelhos irradiados com três meses de idade, enquanto os outros grupos etários apresentaram uma diminuição com um coeficiente de 1,03.

No grupo experimental de coelhos que recebeu uma dose de 0,1 ml de bioestimulador da fração ASD-2 em simultâneo com a irradiação, observou-se um aumento da largura do intestino em todas as categorias de idade, atingindo um máximo de 1,04 vezes.

Após a irradiação e subsequente administração de uma dose de 0,1 ml de bioestimulador da fração ASD-2, o aumento do intestino foi observado apenas nos coelhos de seis e nove meses de idade, apresentando um aumento de 1,01 e 1,03 vezes, respetivamente.

A diminuição significativa dos parâmetros de comprimento e largura dos intestinos é atribuída à resposta do organismo ao impacto da irradiação durante a doença da radiação observada.

No grupo controlado de coelhos, o aumento máximo do comprimento da coluna vertebral dos animais investigados foi registado em 44,5% e 10,11% durante os períodos de três e doze meses, respetivamente. O menor aumento no comprimento da coluna vertebral, 2,1%, foi observado nos coelhos de nove meses de idade.

Comparando os grupos de controlo e irradiados, a diminuição mais significativa no aumento do comprimento da coluna vertebral, com um coeficiente de 1,07, foi observada nos coelhos irradiados com três meses de idade, enquanto os outros grupos etários apresentaram uma diminuição semelhante no aumento da coluna vertebral, com um coeficiente de 1,03.

No grupo experimental de coelhos que recebeu uma dose de 0,1 ml de bioestimulador da fração ASD-2 após a irradiação, o maior aumento do alargamento da coluna vertebral, com um coeficiente de 1,06, foi observado nos coelhos de três meses de idade, enquanto as outras categorias de idade apresentaram um aumento com um coeficiente de 1,04. Após a irradiação e posterior administração de uma dose de 0,1 ml do bioestimulador da fração ASD-2, o aumento da coluna vertebral foi observado apenas nos coelhos com doze meses de idade, apresentando um aumento com um coeficiente de 1,06.

No grupo controlado de coelhos de laboratório, o aumento máximo do comprimento do parâmetro morfométrico da coluna vertebral foi observado em 103,8% e 14,6% durante os períodos de três e doze meses, respetivamente. O aumento mínimo do comprimento da coluna vertebral, 2,7%, foi registado nos coelhos com nove meses de idade.

Comparando os grupos de controlo e irradiados, a diminuição mais significativa no aumento do comprimento da coluna vertebral, com um coeficiente de 1,07, foi observada nos coelhos irradiados com nove meses de idade, enquanto os outros grupos etários apresentaram uma diminuição semelhante no aumento da coluna vertebral, com um coeficiente de 1,03.

No grupo experimental de coelhos que recebeu uma dose de 0,1 ml do bioestimulador da fração ASD-2 simultaneamente à irradiação, o maior aumento no comprimento do parâmetro morfométrico da coluna vertebral, com coeficiente de 1,07, foi observado nos coelhos de nove meses de idade, enquanto as demais faixas etárias apresentaram uma diminuição, com coeficiente de 1,02. Após a irradiação e posterior administração de uma dose de 0,1 ml do bioestimulador da fração ASD-2, o aumento do comprimento da coluna vertebral foi observado apenas nos coelhos de doze meses, apresentando um aumento com coeficiente de 1,04.

A investigação revelou um espessamento significativo da parede gástrica no grupo de coelhos intactos durante todo o seu tempo de vida. A medição da espessura da parede gástrica no grupo controlado de coelhos aos 3 e 6 meses de idade mostrou as taxas de aumento mais notáveis, sendo 55,4% e 52,7% na região cardíaca, e 52,7% e 44,9% na região pilórica, respetivamente. Por outro lado, as taxas de espessamento diminuíram nos coelhos de 9 e 12 meses de idade, medindo 31,9% e 19,9% na região cardíaca, e 28,9% e 20,4% na região pilórica, respetivamente.

Na comparação entre os grupos controle e irradiado, a maior taxa de aumento da espessura total da parede gástrica foi observada na região cardíaca dos coelhos irradiados com 6 meses de idade, com coeficiente de 52,7%. Da mesma forma, na região pilórica, a maior taxa de aumento foi encontrada nos coelhos irradiados com 6 meses de idade, medindo 32,9%. As menores taxas de aumento em ambas as regiões foram observadas nos coelhos de 12 meses de idade, com coeficientes de 16,1% e 14,5%, respetivamente (Figura 4.1).

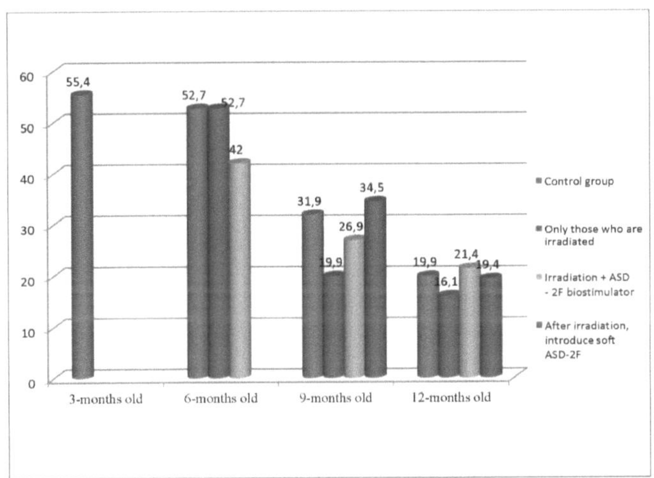

4.1-figura. Descrição comparativa da taxa de crescimento da parte cardíaca da espessura total da parede do estômago em várias correcções com doença crónica da luz e bioestimulador ASD-2f

Sob a influência de 0,1 ml de bioestimulador ASD-2f, a maior taxa de aumento da espessura da parede gástrica, tanto na região cardíaca como na região pilórica, foi observada nos coelhos de 6 meses, com coeficientes de 42,0% e 44,8%, respetivamente. As menores taxas de aumento da espessura de ambas as regiões foram encontradas nos coelhos de 12 meses do grupo controle, com coeficientes de 21,4% e 23,2%, respetivamente (Figura 4.2).

De acordo com os dados obtidos na nossa investigação, o maior índice de aumento da espessura da mucosa gástrica na região cardíaca do grupo de coelhos intactos foi observado aos 3 meses de idade, medindo 57,3%, e na região pilórica, este indicador foi maior nos coelhos de 6 meses de idade, medindo 43,4%. As regiões cardíaca e pilórica apresentaram as maiores taxas de aumento da espessura da mucosa gástrica aos 12 meses de idade, com coeficientes de 20,5% e 19,7%, respetivamente.

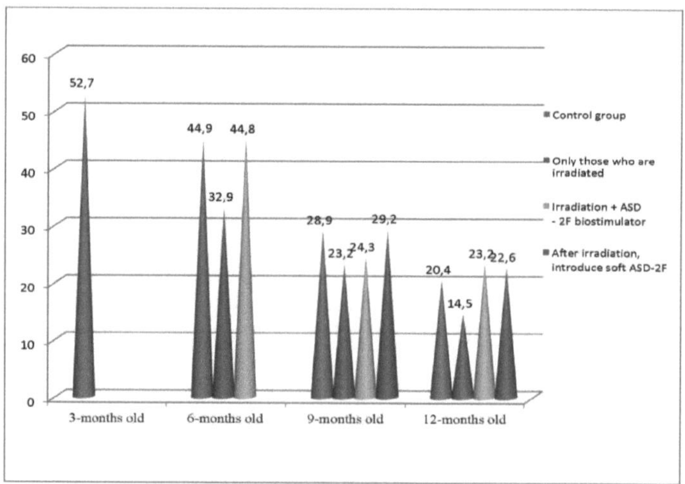

figura-4.2. Descrição comparativa da taxa de crescimento na parte pilórica da espessura total da parede do estômago em várias correcções com doença crónica da luz e bioestimulante

No grupo de coelhos submetidos à irradiação pré-natal, a maior taxa de aumento da espessura total da parede gástrica, tanto na região cardíaca quanto na região pilórica, foi observada aos 6 meses de idade, medindo 58,0% e 31,0%, respetivamente. Este indicador foi o menor nos coelhos irradiados com 12 meses de idade, com coeficientes de 14,3% e 13,9% nas respectivas regiões.

No terceiro grupo de coelhos que recebeu 0,1 ml do bioestimulador ASD-2f durante a irradiação, a maior taxa de aumento da espessura da mucosa gástrica, tanto na região cardíaca quanto na região pilórica, foi observada aos 6 meses de idade, medindo 38,8% e 40,1%, respetivamente. Este parâmetro morfométrico apresentou a maior taxa de aumento em ambas as regiões aos 9 meses de idade, com coeficientes de 20,9% e 19,2%, respetivamente.

Após o tratamento com 0,1 ml do bioestimulador ASD-2f, o aumento da espessura da mucosa gástrica na região cárdica foi maior aos 9 meses, medindo 29,5%, enquanto na região pilórica, o maior aumento de 34,0% foi observado aos 12 meses.

O parâmetro citado mostrou o menor aumento da espessura da mucosa gástrica na região cárdica aos 12 meses de idade, medindo 18,3%, e na região pilórica, foi menor aos 9 meses, medindo 22,5%.

No grupo de coelhos submetidos à irradiação pré-natal, a maior taxa de aumento da altura das pregas mucosas da mucosa gástrica foi observada nas regiões cárdica e pilórica aos 3 meses de idade, medindo 62,7% e 49,1%, respetivamente. Este parâmetro morfométrico apresentou a menor taxa de aumento em ambas as regiões aos 12 meses de idade, medindo 17,9% e 15,7%, respetivamente.

No grupo de coelhos submetidos à irradiação pós-natal e posterior terapia luminosa, a maior taxa de aumento da altura das pregas mucosas da mucosa gástrica foi observada nas regiões cárdica e pilórica aos 6 meses de idade, medindo 63,2% e 34,6%, respetivamente. A menor taxa de aumento deste parâmetro foi observada aos 12 meses de idade, medindo 14,0% e 17,3% nas respectivas regiões.

Os resultados da pesquisa indicam que no grupo de coelhos que recebeu 0,1 ml do bioestimulador ASD-2f durante a irradiação e posterior terapia luminosa, o maior índice de aumento da altura das pregas mucosas da mucosa gástrica foi observado tanto na região cardíaca quanto na região pilórica aos 6 meses de idade, medindo 59,0% e 44,6%, respetivamente. Este parâmetro apresentou a menor taxa de aumento nas regiões cardíaca e pilórica da mucosa gástrica aos 9 meses de idade, medindo 21,6% e 19,7%, respetivamente. (Figura 4.3).

Após receberem 0,1 ml do bioestimulador ASD-2f, os coelhos de laboratório apresentaram o maior índice de aumento da altura das pregas mucosas da mucosa gástrica na região cárdica aos 9 meses de idade, medindo 34,0%. Da mesma forma, na região pilórica, a maior taxa de aumento deste parâmetro foi observada nos coelhos com 12 meses de idade, medindo 33,6%. A menor taxa de aumento da altura das pregas mucosas da mucosa gástrica na região cárdica foi observada nos coelhos de 12 meses de idade, com 19,2%. Em contrapartida, na região pilórica, a menor taxa de aumento foi observada aos 9 meses de idade, medindo 22,1%.

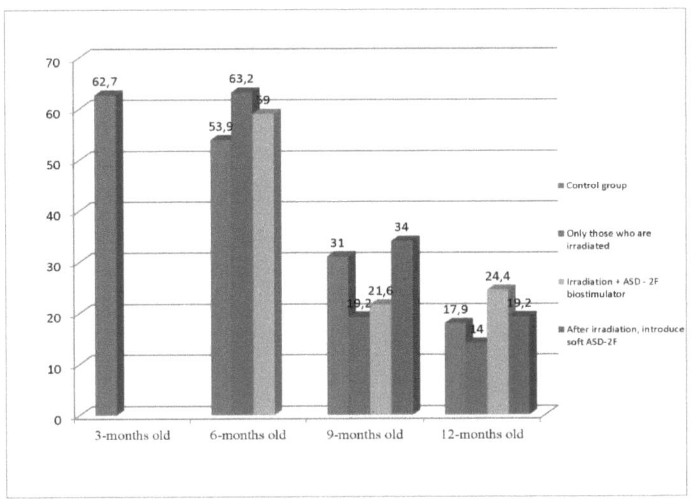

Figura 4.3. A descrição relativa da taxa de aumento da altura das pregas mucosas da mucosa gástrica na região cardíaca durante a ontogénese pós-natal foi avaliada em várias opções de correção utilizando o tratamento com luz surunkali e o bioestimulador ASD-2f.

A altura das pregas mucosas da mucosa gástrica em ambas as regiões foi avaliada no grupo de ratos intactos, e a maior taxa de aumento foi observada aos 3 meses, com 56,7% na região cárdica e 70,9% na região pilórica (Figura 4.4).

Durante o processo de investigação, que teve como objetivo modelar o tratamento com luz surunkali, a maior taxa de aumento da altura das pregas da mucosa gástrica, tanto na região cardíaca como na região pilórica, foi registada em ratos com 6 meses de idade, com 46,8% e 38,4%, respetivamente. A menor taxa de aumento, por outro lado, foi observada aos 12 meses, com 18,7% na região cardíaca e 18,5% na região pilórica.

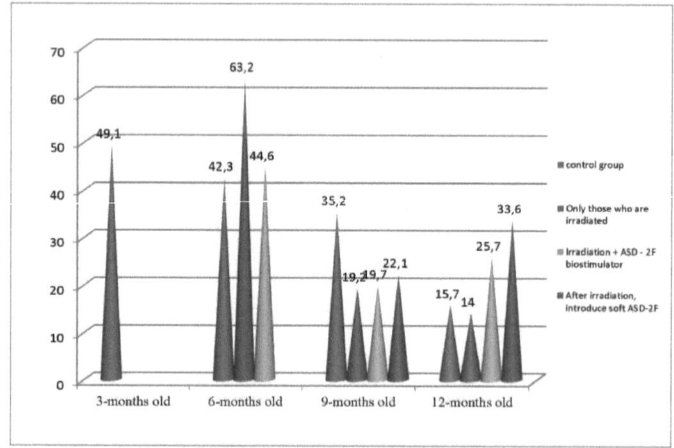

Figura 4.4. A avaliação relativa da altura das pregas da mucosa gástrica na região pilórica na ontogénese pós-natal foi realizada em várias opções de correção com tratamento com luz surunkali e bioestimulador ASD-2f.

Na pesquisa realizada com os animais de laboratório que receberam 0,1 ml do bioestimulador ASD-2f, o aumento relativo máximo da altura das pregas da mucosa gástrica nas regiões cardíaca e pilórica foi observado aos 6 meses, com percentagens de 53,9% e 53,4%, respetivamente. No entanto, o menor aumento relativo do mesmo parâmetro foi registado nas pregas da mucosa gástrica aos 12 meses, com percentagens de 16,0% e 5,3%, respetivamente (Figura 4.5).

Após a administração de 0,1 ml do bioestimulador ASD-2f, a altura das pregas da mucosa gástrica na região cardíaca aumentou

31,1% aos 9 meses, e na região pilórica, o maior aumento relativo foi observado aos 12 meses, com uma percentagem de 28,4%. O menor aumento relativo da altura das pregas da mucosa gástrica na região cardíaca foi observado aos 12 meses, com uma percentagem de 16%, enquanto na região pilórica foi de 27,3% aos 9 meses.

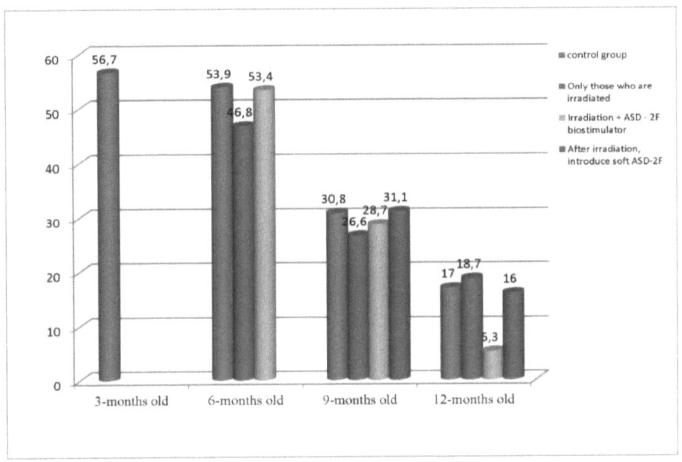

Figura 4.5. As alterações na altura das pregas da mucosa gástrica na região cardíaca na base da fossa gástrica sem cripta foram estudadas sob a correção com várias opções de ontogénese pós-natal e bioestimulador ASD-2f.

Durante a experiência, no grupo de ratos observado, a maior taxa de crescimento da espessura da mucosa gástrica, tanto na região cardíaca como na região pilórica, foi registada aos 3 meses, com 58,9% e 56,5%, respetivamente. O menor aumento deste parâmetro para a região cardíaca foi observado nos ratos de 9 meses, com 24,0%, enquanto que para a região pilórica foi de 3,9% nos ratos de 12 meses.

Sob a influência da ontogénese pós-natal e do bioestimulador ASD-2f, a altura das pregas da mucosa gástrica nas regiões cardíaca e pilórica apresentou a maior taxa de crescimento aos 6 meses, com 53,0% e 47,1%, respetivamente. O menor aumento deste parâmetro para a região cardíaca foi observado em ratos de 9 meses, com 23,0%, enquanto que para a região pilórica foi de 8,7% em ratos de 12 meses.

Após a administração do bioestimulador ASD-2f, o maior aumento da espessura da mucosa gástrica nas regiões cardíaca e pilórica foi observado aos 9
meses, com 47,8% e 29,7%, respetivamente. A taxa de crescimento mais baixa deste parâmetro para ambas as regiões foi registada aos 12 meses, com 23,1% e 9,1%, respetivamente.

No grupo de ratos intactos, a taxa de crescimento da espessura da mucosa gástrica, tanto na região cardíaca como na região pilórica, foi a mais elevada aos 3 meses, com 62,3% e 69,8%, respetivamente. O menor aumento deste parâmetro foi observado nos ratos com 12 meses de idade, com 18,0% e 21,7% para as regiões cardíaca e pilórica, respetivamente.

A análise comparativa revelou que, no grupo de ratos submetidos à ontogénese pós-natal, a maior taxa de crescimento da espessura da mucosa gástrica, tanto na região cardíaca como na região pilórica, foi registada aos 6 meses, com 48,3% e 36,5%, respetivamente. Nos mesmos parâmetros, os ratos com 12 meses apresentaram um aumento de 15,2% e 17,8% de forma semelhante.

Simultaneamente com a administração da dose de 0,1 ml do bioestimulador ASD-2f, no grupo de ratinhos, observou-se aos 6 meses a maior taxa de crescimento da espessura da mucosa gástrica, tanto na região cardíaca como na região pilórica, com 44,8% e 55,8%, respetivamente.

Nas regiões cardíaca e pilórica, o menor aumento deste parâmetro foi observado nos ratos de 12 meses, com 11,8% e 23,9%, respetivamente.

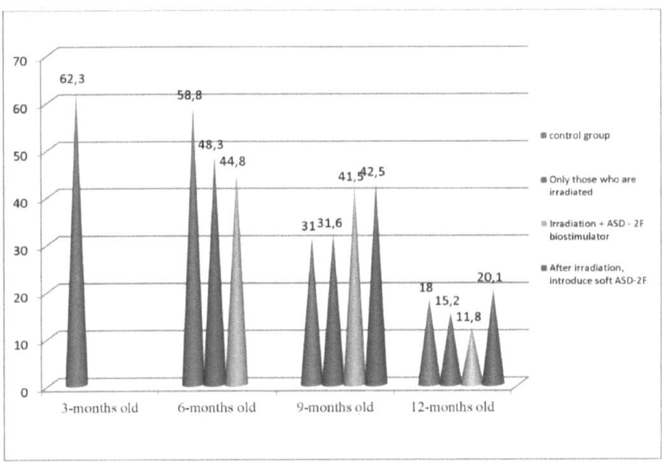

Figura -4.6. A descrição comparativa da espessura da mucosa gástrica na região cardíaca durante a ontogénese pós-natal com várias opções de correção utilizando surunkali nur kasalligi e o bioestimulador ASD-2f.

Após a administração de 0,1 ml do bioestimulador ASD-2f, a maior taxa de espessamento da mucosa gástrica, tanto na região cardíaca quanto na região pilórica, foi observada aos 9 meses, com 42,5% e 36,5%, respetivamente. A menor taxa de espessamento para este parâmetro foi encontrada no grupo de 12 meses, com 20,1% na região cardíaca e 11,2% na região pilórica (Figura 4.7). Os estudos laboratoriais revelaram também variações na relação estrutural e quantitativa dos nódulos linfáticos na parede gástrica entre os grupos observados e controlo.

Nos recém-nascidos do grupo de controlo, os nódulos linfáticos nas secções cardíaca e pilórica do estômago estavam dispostos numa série de cadeias interligadas, constituídas principalmente por pequenos linfócitos. Ao longo da investigação, o desenvolvimento de nódulos linfáticos na parte cardíaca do órgão é considerado como um processo contínuo de formação da base estrutural da polpa vermelha.

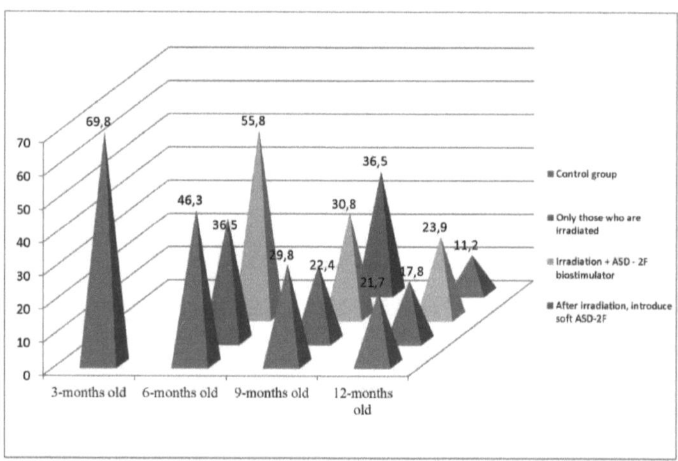

Figura-4.7. Descrição comparativa da taxa de aumento da espessura muscular da parte pilórica da parede do estômago na ontogénese pós-natal em várias variantes de Correção com doença crónica da luz e bioestimuladorasd-2 F.

Durante a ontogénese pós-natal, observou-se que a composição dos nódulos linfáticos na parede gástrica do grupo monitorizado de ratinhos era complexa. Em ratos de 3 meses de idade, a região cardíaca mostrou um aumento no número de unidades estruturais básicas, com 3-4 vezes, enquanto a região pilórica exibiu um aumento de duas vezes. A divisão da parede gástrica em partes distintas com base na disposição dos nódulos linfáticos era evidente. No sexto mês, os nódulos na região pilórica estavam localizados principalmente na mucosa e, no nono mês, os linfócitos dentro desses nódulos começaram a formar grupos de 3-4 células. Nos ratinhos com 12 meses de idade, foram encontrados nódulos linfáticos entre as pregas limítrofes das regiões cardíaca e pilórica, constituídos por linfócitos de tamanho pequeno a moderado, com uma contagem de 10 a 15 células por nódulo.

Além disso, fora do intestino gástrico e do intestino tipo 12 dedos, o revestimento da parede da mucosa também continha nódulos linfáticos, constituídos por 40 células cada, com forma de haltere e oval. Estes nódulos linfáticos são descritos com base na ausência de limites bem definidos nos seus tecidos atrofiados.

A prevenção precoce dos danos causados pela radiação e o aumento da resistência dos tecidos tornaram-se objectivos importantes na procura de preparações médicas. Até à data, a procura de tais medicamentos tem sido um desafio. Devido à sua elevada toxicidade, os radioprotectores são considerados apenas para aplicações específicas, principalmente para utilização antes da exposição. Atualmente, estão em curso esforços para desenvolver medicamentos que possam tratar eficazmente as lesões causadas pela radiação com caraterísticas patogénicas específicas.

Com base na nossa investigação, o bioestimulador não apresenta alterações significativas na sua aplicação (pós-exposição), uma vez que foi aplicado em paralelo com os métodos tradicionais. Parece que a utilização do bioestimulador ASD-2f melhora de forma consistente os mecanismos de proteção e de compensação do organismo.

Os nossos resultados complementam o trabalho anterior de Hasanova D.A., Teshaev Sh.Z. (2019), confirmando os efeitos positivos do bioestimulador na atividade funcional dos tecidos quando utilizado em combinação com o tratamento por radiação. Fornecemos uma análise abrangente com base na pesquisa existente, pois a eficácia do bioestimulador ASD-2f em uma dose de 0,1 ml quando aplicado simultaneamente com a radiação foi demonstrada no aprimoramento da funcionalidade do tecido após a exposição.

De acordo com os trabalhos de autores como Teshaev Sh.Z., Hasanova D.A. (2019) e Turdiev M.R. (2020), a dosagem do bioestimulador ASD-2f usada em nossa pesquisa é considerada aceitável. O estudo centrou-se no número, volume e alterações de forma dos gânglios linfáticos num grupo de doentes com doença da radiação. Além disso, foram analisados os gânglios linfáticos localizados no septo inter-intestinal do intestino com 12 dedos em doentes irradiados, tendo sido descrita a sua redução de tamanho e desvio de direção.

No grupo de doentes irradiados, os gânglios linfáticos da parede intestinal apresentaram uma diminuição do seu número em 60-65% em comparação com o grupo de controlo, com base em dados de fontes fiáveis. O volume dos gânglios linfáticos diminuiu significativamente e a sua forma tornou-se irregular. Neste grupo de doentes, os gânglios linfáticos da parede intestinal, particularmente na secção cardíaca, caracterizavam-se pela presença de 1-2 filas de pequenos linfócitos bem desenvolvidos e alinhados, adjacentes uns aos outros e à membrana serosa. Na secção pilórica, os gânglios linfáticos foram identificados como cadeias de pequenos linfócitos da 2ª camada e agregações de 3-4 linfócitos, que se situavam firmemente acima da túnica muscular.

Depois de receberem 0,1 ml de bioestimulador ASD-2f em simultâneo com a irradiação, os ratos de laboratório apresentaram um aumento do número de gânglios linfáticos na parede intestinal, com os indicadores a aproximarem-se de 90-95% do intervalo normal. Os gânglios linfáticos estavam distribuídos ao longo de toda a parede intestinal e tinham uma forma oval e dumalok. Observou-se que os gânglios linfáticos da secção cardíaca apresentavam uma estrutura bem desenvolvida em relação aos tecidos circundantes. O número de gânglios linfáticos na estrutura descrita era de cerca de 6-8 no início e atingiu 710 após 12 meses de observação. Na secção pilórica, os gânglios linfáticos eram caracterizados por cadeias de linfócitos de duas camadas na sua placa e a região central continha agregações de pequenos linfócitos.

Durante todo o período experimental, os coelhos de laboratório que receberam o bioestimulador ASD-2f mostraram que 80% dos gânglios linfáticos da membrana serosa estavam preservados. A secção cardíaca apresentava plaquetas específicas com pequenos linfócitos de duas camadas que formavam gânglios linfáticos visíveis. Nas pregas da membrana serosa, foram identificadas 4-5 agregações de pequenos linfócitos. Na secção pilórica, foi encontrada uma cadeia de pequenos linfócitos, juntamente com 3-4 nódulos situados atrás das pregas. Os vasos principais da membrana serosa apresentavam fortes cadeias de linfócitos com 1-2 camadas.

A investigação relacionada com a estrutura da membrana serosa da parede intestinal em ratos de laboratório revelou que a membrana serosa da secção cardíaca tinha um número aumentado de células epiteliais de paredes espessas. O epitélio era constituído por três camadas de células. A camada basal tinha células relativamente grandes com uma forma dumalok e oval, forte coesão entre as células e núcleos centralizados. As camadas média e superior de células consistiam em células ovais maiores com núcleos localizados mais perto da periferia. Foram observados grânulos secretores na porção apical das células. A camada proximal de células epiteliais na secção cardíaca da parede intestinal estava coberta por uma cutícula.

Após a irradiação, a camada epitelial da membrana serosa em coelhos de laboratório apresentou alterações significativas em termos de quantidade e qualidade. As células epiteliais eram anormais, com duas camadas, e não foram detectados grânulos de secreção na camada proximal da secção cardíaca. Isto indicou a presença de alterações patológicas nas células epiteliais, com núcleos fragmentados e a presença de vacúolos. A comparação entre os grupos de controlo e irradiados mostrou que a espessura epitelial da membrana serosa da parede intestinal diminuiu 1,7 vezes na secção cardíaca e 2,2 vezes na secção pilórica após a irradiação.

Depois de receberem 0,1 ml de bioestimulador ASD-2f em simultâneo com a irradiação, os ratos de laboratório mostraram uma convergência dos indicadores estruturais da camada epitelial para os valores de referência. Isto indica o efeito radioprotector positivo do bioestimulador ASD-2f selecionado para a correção. O efeito positivo do bioestimulador foi evidente na secreção de grânulos na camada basal das células epiteliais. Além disso, as células epiteliais tinham a forma e o tamanho corretos e mostravam uma forte coesão entre si.

Após a administração de 0,1 ml de bioestimulador ASD-2f após a irradiação, os ratos do grupo experimental apresentaram um aumento significativo da altura da camada epitelial na membrana serosa da parede intestinal. O epitélio apresentava um espessamento significativo, com grânulos de secreção presentes nas células da camada basal. A camada epitelial era constituída por três camadas de células com núcleos localizados centralmente. A secção investigada do órgão demonstrou que a camada superior da secção cardíaca apresentava uma camada em forma de cutícula.

Quando comparados com o grupo de controlo, os ratos de laboratório sujeitos à doença da luz surunqali e observados pelo grupo de monitorização mostraram uma diminuição da espessura dos feixes de fibras de colagénio, elásticas e reticulares. Além disso, observou-se a orientação e a distribuição desorganizada das fibras do tecido conjuntivo. Os resultados da investigação indicaram que, após a administração de 0,1 ml do bioestimulador ASD-2f, as fibras do tecido conjuntivo na placa específica da membrana serosa apresentaram um aumento da espessura e uma convergência dos seus indicadores estruturais.

Após a administração de 0,1 ml de bioestimulador ASD-2f a seguir à irradiação, os ratos do grupo experimental apresentaram irregularidades na espessura, orientação e coesão dos feixes de fibras do tecido conjuntivo na placa específica da membrana serosa.

Em conclusão, a nossa investigação demonstrou que a utilização do bioestimulador ASD-2f na doença da luz surunqali levou a uma normalização dos indicadores morfológicos e morfométricos da membrana serosa da parede intestinal.

Conclusões

1. Quando os ratos não irradiados foram expostos a um período de três meses, observou-se o desenvolvimento da camada fibrosa e do revestimento seroso da membrana serosa, bem como a síntese dos seus próprios produtos, essenciais para a digestão. A taxa de espessamento da membrana serosa durante o período de três e seis meses foi monitorizada pelo grupo experimental de ratos não irradiados e mostrou 55,4% e 52,7% na parte cardíaca e 52,7% e 44,9% na parte pilórica, respetivamente. A maior taxa de espessamento, 9 e 12 meses, foi registada, mostrando 31,9% e 19,9% na parte cardíaca e 28,9% e 20,4% na parte pilórica, respetivamente.

2. Com base no estudo das alterações morfométricas da membrana serosa, foram determinados o comprimento, a largura e o aumento da espessura de todas as camadas das pregas, que dependem da idade. Nos ratos de laboratório sujeitos à doença da luz surunqali, observou-se uma redução da taxa de espessamento destes indicadores. No grupo experimental de ratos com a doença da luz surunqali, quando foi administrado 0,1 ml de bioestimulador ASD-2f, a taxa de espessamento da camada fibrosa da membrana serosa foi registada em 34,5% e 29,5% nas partes cardíaca e pilórica durante um período de 9 meses. Após 12 meses, foi observada a menor taxa de espessamento, com 19,4% e 22,6%, respetivamente.

3. O efeito da doença da luz surunqali provocou uma diminuição da espessura da camada fibrosa da membrana serosa e do revestimento seroso, relativamente à sua densidade. Após a correção com o bioestimulador, durante as fases subsequentes da experiência, a sua

espessura mostrou uma tendência para se aproximar dos indicadores padrão.

4. O fator de radiação afectou o peso dos ratos de laboratório antes e depois da administração do bioestimulador. Quando foi utilizado o ASD-2f, não se registou uma diminuição significativa do peso corporal dos ratos durante o processo de irradiação. Durante a experiência, a taxa geral de espessamento da membrana serosa no grupo da doença ligeira surunqali, no qual foi administrado 0,1 ml de bioestimulador ASD-2f, apresentou 42,0% e 44,8% nas partes cardíaca e pilórica durante um período de seis meses. Após 12 meses, os parâmetros morfométricos observados mostraram uma taxa de 21,4% e 23,2%, respetivamente, indicando uma diminuição da taxa de espessamento em comparação com o grupo de controlo.

RECOMENDAÇÕES PRÁTICAS

1. Os parâmetros morfométricos da membrana serosa mostraram uma diminuição dos indicadores, especialmente em relação ao efeito da doença da luz surunqali, o que forneceu informações valiosas sobre os mecanismos de algumas condições patológicas que podem ocorrer no organismo devido à exposição prolongada à radiação. A investigação realizada sobre a membrana serosa no contexto da doença caucasiana permitiu a realização de análises morfométricas e morfológicas, que podem contribuir para a seleção de uma imunocorrecção eficaz e de uma estratégia de tratamento adequada para os doentes com a doença da luz surunqali.

2. A utilização do bioestimulador ASD-2f foi recomendada para contrariar eficazmente as ocorrências de perturbações que surgem durante a recuperação do organismo. A administração do bioestimulador ASD-2f durante o tratamento e a reabilitação nos casos de doença da luz surunqali demonstrou melhorias significativas.

3. Os resultados obtidos com esta investigação científica são altamente recomendados para utilização nos domínios da oncologia e da radiobiologia. A presença confirmada de alterações patológicas profundas nos componentes estruturais que constituem a membrana serosa sob a influência do fator de radiação fornece informações fiáveis a partir da investigação.

LISTA DA LITERATURA UTILIZADA

1. Abaturov B.D. Feed resources, food availability, and viability of populations of herbivorous mammals // Zoological Journal. - 2005. - Vol. 84, No. 10. - P. 1251-1271.

2. Abdrakhmanov V.I., Dorogova O.A., Kiryutkin G.V., Krasnov V.L. Comparação dos indicadores de qualidade do medicamento ASD-2f, produzido por LLC "Areal-Medical" e FGUP "Armavir Biofactory" // Zooindustry. - 2005. - No. 1. - P. 5-12.

3. Aleksandrov Yu.A. Fundamentos da ecologia da radiação: um livro didático // Mar. Universidade Estadual;. - Yoshkar-Ola, - 2007. - P. 137-139.

4. Aleksandrova V.A. Noções básicas sobre o sistema imunitário do trato gastrointestinal // SPb: MALO, - 2006. - P. 44.

5. Aleksandrova E.V., Ryzhkova G.F., Evglevskiy A.A., Evglevskaya E.P. A influência dos bioestimulantes à base de ácido âmbar nos indicadores de resistência inespecífica dos pintos de carne // Bulletin of Kursk State Agricultural Academy. 2011. - No. 3. vol. 3. - P. 66-71.

6. Al-Rayashi Salim Nassir. Alterações morfológicas das formações linfóides do estômago no acidente vascular cerebral hemorrágico experimental (estudo experimental-morfológico): resumo do autor. dis. Doutorado em Ciências Médicas. - M., 2006. - P. 25.

7. Aminova G.G. Citoarquitectura do tecido linfoide associado à parede do ceco em adolescentes // Morfologia. - 2002. - No. 4.

- P. 53-55.

8. Aminova, G.G. Estruturas linfóides e sua composição celular no ceco de crianças de 1-3 anos (primeira infância) // Morphology.-2001.- Vol. 119, No. 1.-P. 51-54.

9. Andrushenko V.V. Caraterísticas estruturais e funcionais da membrana mucosa do estômago em ratos de diferentes períodos de idade com diferentes estados imunitários: resumo do autor. dis. para o grau de Candidato de Ciências Médicas: - 2006. - P. 128.

10. Arutyunyan A.D., Kyalyan G.A. Age-related changes in the muscular membrane of the human stomach // Morphology. - 2004. - Vol. 126, No. 4. - P. 126-134.

11. Bazanov G.A., Bazanova E.M., Melnichenko V.N. Estimulantes biogénicos desde a descoberta até à utilização na medicina moderna. // Juventude e Ciências Médicas. - 2015. - P. 19-22.

12. Barantseva I.B. Peculiaridades relacionadas à idade do desenvolvimento da resposta imune em humanos às vacinas vivas e inativadas contra a gripe: resumo do autor. dis. para o grau de Candidato de Ciências Biológicas: I.B. Barantseva. - SPb., 2003. -P. 20.

13. Bekov T.A., Kosim-Khodzhaev I.K. Changes in the mucous membrane of the human stomach in postnatal ontogenesis // Morphology. - 2004. - Vol. 126, No. 4. - P. 19 - 23.

14. Bilich G.L., Zigalova E.Yu. Anatomia Humana. Atlas russo-latino. Editora "Eksmo" LLC 2ª edição, - 2018. - P. 453.

15. Bondarenko O.B. The effect of bionormalizer D5 on certain physiological and biochemical indicators of the rat's organism // Boletim da Universidade Nacional de Kharkiv com o nome de V.N. Karazin. Série: Biologia. - 2010. Número 11 (No. 905). - P. 146-153.

16. Borodin Yu.I. Lymphology as an integrative medical-biological science // Lymphology Bulletin. - 2011. - No. 2. - P. 4-7.

17. Borodin Yu.I. Sobre a sinergia funcional do sistema linfático, linfoide e do sistema de tecido conjuntivo frouxo // Ciências Morfológicas. - 2010. - Não.
3 - P. 7-10.

18. Borodin Yu.I. Problemas de linfologia preventiva. // I Congresso de Linfologistas da Rússia. Boletim do Centro Médico e Cirúrgico Nacional com o nome de A.N. Bakulev. 2003. - Vol. 4 - No. 5. - P. 6.

19. Butomo N.V., Grebenyuk A.N., Legeza V.I. Fundamentals of medical radiobiology editado por I.B. Ushakov. - São Petersburgo: LLC "Publishing House Foliant", - 2004. - P. 384.

20. Bykovskaya S.I., Zuyev V.A., Kharitonova A.M., Ignatyeva N.G. Pathomorphological changes in the organs and tissues of mice with congenital pathology induced by an inactivated influenza virus // Virology Issues. - 1991. - Vol. 36, No. 4. - P. 286-289.

21. Vasin M.V. Meios de prevenção e tratamento de lesões por radiação // VCMC "Proteção", - 2006. - P. 340.

22. Vilkova I.V. Estrutura da membrana muscular do estômago

humano no início da ontogénese pós-natal: resumo do autor. dis. Candidato de Ciências Médicas / I.V. Vilkova. - Orenburg, 2002. - P. 23.

23. Vishnyakov A.I. Reorganização estrutural e funcional das células da medula óssea vermelha de animais sob a influência de radiação ionizante // Kazan Science, - 2010. - No. 8. - P. 14-19.

24. Voloshin N.A., Grigoryeva E.A., Kusch O.G. Introdução intra-uterina de antigénios - um modelo para estudar o papel dos linfócitos nos processos de morfogénese dos órgãos internos // Zaporizhzhia Medical Journal. - 2005. - No. 3. - P. 13.

25. Vorontsova Z.A. Radioprotectores de efeitos combinados e combinados em tecidos heteromórficos. // Jornal de Anatomia e Histopatologia. -2014. Vol. 3, - No. 3 (11). - P. 28-32.

26. Vorontsova Z.A., Zyuzina V.V. Efeitos imunitários da exposição a baixas doses de radiação numa experiência // International Journal of Applied and Fundamental Research. - 2011. - No. 11. - P. 80-81.

27. Gendon Yu.Z. Vacinas e quimiopreparações para a prevenção da gripe // Virology Issues. - 2007. - Vol. 52, No. 1. - P. 4-9.

28. Gorbunov N.S., Kasparov E.V., Tsukanov V.V., Tokarev A.V. Stomach Morphology. - Krasnoyarsk. Editora KrasGMA, 2004- P. 124126.

29. Grebenchikov A.V., Vasilenko L.I., Golubev A.I. Estimulador biogénico à base de tecidos do baço de bovinos. // Boletim Eletrônico Científico e Educacional Saúde e Educação no

Século XXI. 2016. Vol. 18. No. 5. - P. 1-5.

30. Gromova L.B., Dmitrieva Yu.V., Alekseeva A.S. Influência do stress crónico moderado no estado do sistema digestivo intestinal em ratos // International Journal of Applied and Fundamental Research. -2017. - No. 11-2. - P. 228-232.

31. Gussarov A.V., Markov I.I., Sopova I.L. Caraterísticas morfofuncionais das relações hematolinfáticas no trato gastrointestinal de humanos e animais de laboratório // Morphological Journal. - 2005. - No. 3/4. - P. 24-26.

32. Guseynov T.S., Guseynova S.T. Anatomia variante e etária do intestino humano // Makhachkala, editora "Nauka plus", 2007. - P. 140.

33. Guseynov T.S. Questões controversas e prospectivas da linfologia // Makhachkala, editora "Nauka plus", - 2012 - P. 136-139.

34. Guseynov T.S., Guseynova S.T. Anatomia do canal linfático do intestino delgado durante a desidratação e correção com perftoran // IV Congresso de Linfologistas da Rússia. - 2011. - P. 39-40.

35. Guseynov T.S., Guseynova S.T., Garunova K.A. Immunomorphometric characteristics of lymphoid organs under the influence of mineral waters. Revista Internacional de Imunorreabilitação. - 2003. - Vol. 5. - No. 2. - P. 340-348.

36. Guseynov T.S., Guseynova S.T., Meilanova R.D. Morfologia do leito microcirculatório durante o choque de queimaduras e correção com infusão de perfthran // Boletim de Biologia

Experimental e Medicina. - 2013. - Vol. 155, No. 1. - P. 125-129.

37. Guseynova S.T. Alterações morfológicas nos nódulos linfóides do intestino delgado durante a desidratação // Morfologia. - 2011. - Vol. 138, No. 6. - P. 44-46.

38. Guseynova S.T., Guseynov T.S. Anatomia das estruturas da membrana mucosa do intestino delgado em ratos brancos // Tecnologias modernas de alta tecnologia. - 2010. - No. 8. - P. 140.

39. Guseynova S.T., Guseynov T.S. Caraterísticas anatómicas e morfométricas das formações linfóides do estômago em ratos brancos em condições normais. // Coleção de artigos científicos Problemas reais de biologia. - Tomsk. - 2004. Vol. 3. - No. 1. - P. 127-128.

40. Davidenko V.N., Korolev Yu.M., Sozykin A.A. Caraterísticas da regeneração reparadora do tecido muscular do estômago e do útero. // Morfologia. 2018. Vol. 153, No. 3. - P. 90-95.

41. Denisov N.L. Sistema imunitário e microflora do trato gastrointestinal nas doenças crónicas do estômago e dos intestinos: Resumo da tese de doutoramento. - Moscovo - 2011. - P. 43-46.

42. Zashikhin A.L., Selin Ya. Tecido muscular liso visceral / - Arkhangelsk: Centro de Publicação da Universidade Médica do Estado do Norte, - 2001. - P. 195197.

43. Zashikhin A.L., Semin Ya.B. Alterações reactivas no tecido muscular liso do intestino delgado de ratos com obstrução

intestinal experimental // Morphology. - 2010. - No. 2. - P. 48-
53.

44. Zashikhin A.L., Agafonov Yu.V. Estrutura da população de
miócitos lisos (aspectos da organização intra-orgânica do
tecido muscular liso) // Morfologia. - 1997. - Vol. 112, No. 4. -
P. 61-67.

45. Ivanov N.M., Yusupov I.A., Ryazantseva E.V. Alterações
morfológicas na parede do ureter com hidronefrose / Materiais
da conferência // Morfologia. - 2006. - Vol. 130, No. 5. - P. 47-
48.

46. Ivashkin V.T., Denisov N.L. Imunidade local e microbiocenose
em doenças intestinais // Russian Journal of Gastroenterology,
Hepatology, Coloproctology. - 2009. - Vol. XIX, No. 6. - P. 11-
16.

47. Kapitonova M.Yu. et al. Avaliação imunohistoquímica do
efeito gastroprotector do extrato de folhas de bérberis na lesão
experimental da mucosa gástrica. // Morfologia. 2018. Vol.
153, No. 3. - P. 128-134.

48. Kiryutkin G. et al. Renascimento da preparação ASD.
Livestock of Russia, 2004, No. 10, - P. 46-47.

49. Koveshnikov V.G., Berest A.Yu. Influência da exposição
crónica à radiação ionizante e ao glutamato de sódio na
morfogénese do timo na experiência // Ukrainian Medical
Almanac. - 2012. - Vol. 15, - No. 5. - P. 91-93.

50. Korolev Yu.N. Efeito da ingestão de águas minerais nos
processos de regeneração reparadora no estômago. // Questões

de Balneologia, Fisioterapia e Terapia do Exercício. - 1998. - No. 6. - P. 21-24.

51. Krivensov M.A. Quantitative changes in the peripheral blood of rats after irradiation // "Coleção de Trabalhos Científicos da V Conferência Científica e Prática de Jovens Cientistas e Estudantes da Ucrânia". 3-4 de março. - 2014. - M. Zhytomyr. - P. 343-346.

52. Kulikov S.V. Remodelação do leito vascular do fígado com coartação da aorta com diferentes níveis de compensação hemodinâmica / S.V. Kulikov // Morphological Journal. - 2006. No. 1-2. - P. 106-109.

53. Kurkin V.A., Akimova N.L., Avdeeva E.V., Ezhkov V.N., Petrukina I.K. Sistema imunitário e imunocorretores. Samara - 2010 - P. 132-135.

54. Lazarevich N.V., Sergeeva I.I., Lazarevich S.S. // Radiobiologia / Manual didático e metodológico. - Gorki: BHSMA, - 2014 - P. 168 - 170. - ISBN 978-985-467-480-3.

55. Lebedev A.F., Shvets O.M., Evglevskaya E.P., Evglevsky A.A. Aspectos científicos e práticos do desenvolvimento de novos medicamentos imuno-metabólicos à base de ácido âmbar, sua eficácia clínica e de produção: monografia / - Kursk: KGSMA Publishing House, - 2010, - P. 81-84.

56. Legeza V.I. Meios médicos de proteção contra radiações: Manual para médicos // São Petersburgo: Lan' Publishing House, - 2001. P. 96-97.

57. Lysikov Yu.A. Caraterísticas da estrutura e função da mucosa

gástrica em crianças com asma brônquica // Questões de Dietologia Pediátrica. - 2004. - Vol. 2, No. 5. - P. 5-15.

58. Mikhalychenko K.Yu., Nazarov V.A., Chizhov A.Ya. Terapia de ativação de crianças em idade escolar com bioestimulador como forma de aumentar a resistência da população infantil. "Saúde e Educação no Século XXI" - Nº 3, - 2011 -Vol. 13 - P. 352-354.

59. Mikhalichenko L.M., Smirnova E.D., Kunizheva M.A. Caraterísticas morfológicas comparativas do intestino delgado em diferentes momentos da modelagem da obstrução intestinal estrangulante aguda // Teses do V Congresso AllRussian de Anatomistas, Histologistas e Embriologistas // Morphological Journal. - 2004. - No. 1-2. - P. 111-116.

60. Moldavskaya A.A., Kalayev A.A. Caraterísticas morfofuncionais da estrutura da parede do estômago em animais experimentais em função da natureza da alimentação (natural, mista, artificial) // Fundamental Research. - 2005. - No. 5. - P. 2122.

61. Munirov M.S. Caraterísticas anatómicas comparativas do intestino grosso, do seu aparelho de fecho e dos vasos sanguíneos: resumo da tese para o grau de Candidato a Ciências Médicas / M.S. Munirov. - Ufa, - 2000. - P. 20 - 22.

62. Isupova N.V. Extra- and intraorgan innervation of the stomach wall in the ontogeny: abstract of the thesis for the degree of Candidate of Veterinary Sciences. - Izhevsk, 2006. - P. 136 - 142.

63. Nabokova L.A. Morphology and function of the gastric wall in normal and pathology under different combinations of hypochlorite, laser, and magnetic field exposure: abstract of the thesis for the degree of Candidate of Veterinary Sciences. - Moscovo, 2005. - P. 139.

64. Nefedova N.B., Gordeeva M.S, Zuev V.A. Influência dos linfócitos T maternos específicos do vírus na formação da gravidez e da patologia fetal na infeção experimental da gripe congénita // Virology Issues. - 1990. - Vol. 36, No. 6. - P. 456 - 458.

65. Ostrovskaya R.U., Antipova T.A., Nikolaev S.V., Kruglov S.V. Deficiência de neurotrofinas na diabetes experimental - correção com um dipeptídeo contendo prolina // Russian Physiological Journal named after

I.   M. Sechenov. - 2017. - No. 11. - P. 1292-1300.

66. Petrenko V.M. Fibromioarquitectónica do vaso linfático. // Actas da Conferência Científica Internacional. Nalchik. KBGSU. - 2008. - P. 101-102.

67. Petrenko V.M. Forma e topografia do estômago em ratos brancos / V.M. Petrenko // Achievements of Modern Natural Science. - 2012. - No. 4. - P. 227-229.

68. Petrenko V.M. Morfologia funcional do sistema linfático; organização segmentar do fluxo de linfa dos órgãos // Odonovsky Morphological Readings. Coleção de trabalhos científicos. - Número 8. Voronezh, Editora da Universidade Estatal de Voronezh, - 2009. - P. 234-239.

69. Petrenko V.M. Evolution and ontogeny of the lymphatic system / V.M. Petrenko. São Petersburgo: Dean, 2003. - P. 232-236.

70. Petrenko V.M., Petrenko E.V., Pugach P.V. Alterações de adaptação na estrutura do sistema linfático do intestino delgado após o nascimento. // Materiais do 1º Congresso Siberiano de Linfologistas, Novosibirsk. - 2006. - P. 256 - 261.

71. Pozharisskaya T.D., Smirnova O.Yu., Bobkov P.S., Denisova G.N. Envolvimento de linfócitos circulantes na restauração pós-radiação da composição celular dos gânglios linfáticos // Morfologia. 2016. Vol. 149, No. 3. - P. 163 - 164.

72. Proshina L.G., Semenov K.V. Alterações estruturais, funcionais e metabólicas no sistema de fagócitos mononucleares e linfócitos sob influências experimentais // Morphological Proceedings. - 2004, No. 1-2. - P. 84 - 88.

73. Putalova I.N., Tokareva E.P., Oshchepkova O.V. Alterações estruturais nos gânglios linfáticos braquiais na inflamação dos órgãos genitais internos na experiência. // Morfologia. - 2016. - Vol. 149, - No. 3. - P. 168 - 171.

74. Ragimov R.M., Guseynov T.S. Morfologia da parede do intestino delgado na peritonite experimental aguda no contexto da administração intraperitoneal de perfluorano. // Morphological Proceedings. - 2005. - 31-2. - P. 36-39.

75. Rasulev K.I. Morfologia funcional da mucosa gástrica em pacientes com úlcera péptica: resumo da tese para o grau de Candidato a Ciências Médicas. - Moscovo, 1991. - P. 140 - 153.

76. Rakhmatova M.Kh., Ermatov N.Zh. Parâmetros proliferativos e migratórios do desenvolvimento do epitélio da mucosa do intestino delgado em ratos sem germes // Actas da V Conferência Internacional Científico-Prática "Ciência Moderna: Questões actuais de realização e inovação", Penza. - 2019. - P. 258-260.

77. Rebezov M.B., Chuprakova A.M., Zinina O.V., Maksimyuk N.N., Abuova A.B. Avaliação de métodos de estudo de xenobióticos. Monografia // Revista Internacional de Educação Experimental. - Uralsk, - 2015. - No. 8

2. - P. 249-255.

78. Roitt A., Bostoff D., Mable D. Immunology. Moscovo: Mir, 2000. - P. 592594.

79. Rybakov A.G., Ivanov N.M. Inervação intramural do estômago na úlcera péptica // Actas da Universidade Estatal de Ulyanovsk. Série "Biologia". - Ulyanovsk: Universidade Estadual de Ulyanovsk, - 2006. - Edição 1 (6). - P. 83-86.

80. Samuilenko A.Ya., Evglevskiy D.A., Sokolovsky S.I., Smirnov I.I., Timkova P.A. Melhoria das propriedades biocidas e terapêuticas do estimulador anti-sético ASD-2F "Acidivit" de Dorogov por iões de prata coloidal. // Problemas actuais da sociedade, ciência e educação: estado atual e perspectivas de desenvolvimento - 2016. - P. 485-488.

81. Sanzhapova A.F. Sobre o desenvolvimento das estruturas da parede gástrica fúndica em ratos brancos alimentados com comida dispersa // Coleção de materiais da I Conferência de

Jovens Cientistas da Secção Médico-Biológica da Associação Volga de Universidades Estatais. - Ulyanovsk, - 2007. - P. 62-63.

82. Sapin M.R. O sistema linfático e o seu lugar nos processos imunitários // 4th Congress of Russian Lymphologists. - Moscovo, - 2011. - P. 133-134.

83. Sapin M.R. O sistema linfático e o seu papel nos processos imunitários // Morphology, - 2012, - Vol. 141, - No. 3, - P. 139.

84. Sapin M.R., Nikityuk D.B. Sistema imunitário, stress e imunodeficiência

- M. APP "Dzhangar", - 2004. - P. 375 - 378.

85. Svetlitsky A.O. Lymphoepithelial interactions in the epithelium of the mucous membrane of the ileocecal angle structures in rats under normal conditions and after antigen injection / A.O. Svetlitsky // Zapor. med. zhurn.

- 2010. - Vol. 12, No. 1. - P. 28-29.

86. Selyanina G.A., Kolesnikov O.L, Domushin I.I., Kolesnikov A.A. Sobre a ação imunotrópica das águas minerais potáveis. // Questões de resortologia, fisioterapia e exercícios de fisioterapia. - 2001 - No. 4 - P. 51-53.

87. Slobodnyuk A.V., Romanenko V.V., Utnitskaya O.S. Influência do número de vacinações de crianças com a vacina inactivada contra a gripe na resposta imunitária e na eficácia da proteção // Journal of Microbiology, Epidemiology, and Immunobiology. - 2002. - No. 6. - P. 36-39.

88. Smirnova L.E., Shekhab L.Kh., Kurochkin N.N. Alterações

morfológicas da mucosa gástrica em doentes com úlcera péptica com hipertensão arterial. // Morfologia. 2018. Vol. 153, No. 3. - P. 256 - 258.

89. Stozharov A. N. Ecologia médica: livro didático para universidades. - Minsk: Vyshieishaya shkola, - 2007.

90. Syrtsov V.K., Evtushenko V.M., Kovalev S.P., Koigushskaya G.P. Leis da variabilidade das estruturas linfóides do elo periférico do sistema imunitário // Boletim dos problemas de biologia e medicina. - 2003. - Edição

3. - P. 87-88.

91. Syrtsov V.K., Voloshin N.A., Alieva E.G. Órgãos periféricos do sistema imunitário // Problemas actuais da ciência e prática farmacêutica e médica. - 2011. - Edição XXI. - No. 1. - P. 9-10.

92. Tel'tsov L.P. Periodização do desenvolvimento do sistema digestivo humano na ontogénese / L.P. Tel'tsov, R.K. Mustaev, E.M. Bogorodskaya // Questões actuais de saúde e ambiente do homem moderno: materiais da 2ª conferência científica totalmente russa (Ulyanovsk, 6-7 de outubro de 2005) / ed. V.I. Midlenko. V.I. Midlenko. - Ulyanovsk: Universidade Estatal de Ulyanovsk, - 2005. - P. 115-116.

93. Tel'tsov L.R., Romanova T.A., Dobrynina I.B. Patterns of individual development of humans and animals // Morphology. - 2008. - No. 2. - P. 132.

94. Teshayev Sh.Zh. Anatomia do intestino delgado de ratos na ontogenia e envenenamento com Cymbush. / Patologia.

Tashkent. -1998. - No. 1. - P. 23-25.

95. Teshayev Sh.Zh., Khasanova D.A. Caracterização comparativa dos parâmetros morfológicos das estruturas linfóides do intestino delgado de ratos antes e após a exposição à fração 2 do estimulador antissético de Dorogov no contexto da doença crônica da radiação // Cirurgia operatória e anatomia clínica (revista científica Pirogov) - 2019, Volume 3, No. 2. - P. 19-24.

96. Teshaev Sh.Zh., Khudoiberdiev D.K., Teshaeva D.Sh. O impacto de factores exógenos e endógenos na parede gástrica // Problemas de Biologia e Medicina. - 2018, No. 4 (104). - P. 212-214.

97. Toptygina A.P. Folículo linfoide - território da resposta imunitária // Immunology. - 2012. - No. 3. - P. 169-179.

98. Toropova A.A. Caraterísticas morfofuncionais das lesões gástricas experimentais e sua fitocorrecção: resumo da tese do candidato em ciências biológicas - Ulan-Ude, - 2006. - P. 22 - 25.

99. Trofimov A.B., Knyazkin I.V., Kvetnoy I.M. Células neuroendócrinas do trato gastrointestinal em modelos de envelhecimento prematuro - SPb: DEAN, - 2005. - P. 208 -214.

100. Turdiev M.R., Teshaev Sh.Zh. Caraterísticas comparativas dos parâmetros morfológicos e morfométricos do baço em ratos brancos em condições normais, doença crônica da radiação e correção bioestimulante // Biologia e questões médicas - 2020. - No. 4 (120) - P. 160-165 (14.00.00. No. 19).

101. Frolikova M.V. Caraterísticas morfológicas da mucosa gástrica e do seu gânglio linfático regional na úlcera péptica e na correção linfotrópica / M.V. Frolikova et al. // Boletim do SO RAMS. - 2005. - No. 1 (115). - P. 11 1 7.

102. Khavkin A.I. Microflora do trato digestivo // M: Fundo de Pediatria Social. - 2006. - P. 416 - 418.

103. Khloponin P.A., Davidenko N. Proliferation and cytodifferentiation processes in early leiomyogenesis // Morphology. - 2007. - Vol. 113, No. 3. - P. 98 - 100.

104. Khlystova Z.S., Minina T.M. Histofisiologia dos complexos linfocítico-tecidos no intestino fetal humano // Morfologia. - 2006. - Vol. 129, No. 1. - P. 60-62.

105. Khudoiberdiev D.K., Teshaeva D.Sh. / A topografia do espaço intra-abdominal de um rato macho, estrutura macro e microscópica da parede intra-abdominal // Biologia e questões médicas - 2020, nº 3 (119) - P. 165-168.

106. Chava S.V. Alterações reactivas das estruturas imunitárias na parede do intestino delgado // Morphological Proceedings, 2004, No. 1-2, - P. 114-115.

107. Chernekhovskaya N.E., Shishlo V.K., Kolyshkin V.F. Indicadores de imunidade humoral em pacientes com úlcera cardíaca do estômago e métodos de sua correção // Vestnik Lymphology, - 2008, - No. 1, - P. 42 - 44.

108. Shvalev V.N. New conception of histogenesis of nervous tissue within internal organs and its involutional changes / N. Shvalev

// Materiais da conferência "Kolosovsky readings - 2006" // Morphology. - 2006. - Vol. 129, No. 2. - P. 103 - 108.

109. Shvydchenko I.N. O papel das células epiteliais do trato gastrointestinal na formação da resposta imunitária local // Materiais da 19ª Conferência Científica Russa com Participação Internacional "Fisiologia e Patologia da Digestão", Sochi, - 2004, - P. 200 - 203.

110. Shishkina V.V., Vorontsova Z.A. Efeitos modificadores das consequências remotas da irradiação g na gama de pequenas doses // Boletim de Novas Tecnologias Médicas. - 2012. - Vol. 19, - No. 2. - P. 308-309.

111. Shormanov S.V., Kulikov S.V. Alterações nos vasos sanguíneos do fígado com estenose do tronco pulmonar na fase de compensação e descompensação // Morfologia. - 2006. - Vol. 130, No. 6. - P. 51-55.

112. Shurygina O.V. Regeneração reparadora de tecidos na parede vaginal de ratos sexualmente maduros sob diferentes métodos de lesão / O.V. Shurygina // Morphological Proceedings. - 2008. - No. 1-2. - P. 136-139.

113. Yuldashev A.Yu. Digestão, absorção no intestino delgado e homeostase // Problem of Biology and Medicine, -2008, - No. 1, - P. 7980.

114. Yuldashev A.Yu., Islamova G.R. et al. Mecanismos de integração dos sistemas digestivo-absortivo e imunitário no intestino delgado na regulação da homeostase do organismo / Recomendações metodológicas para mestres de instituições de

ensino superior de medicina - Tashkent - 2012. - P. 1 8.

115. Byrne C. Neuromuscular function after exercise-induced muscle damage: theoretical and applied implications / C. Byrne, C. Twist, R. Eston // Sports Med. - 2004. - V. 34. - P. 49-69.

116. Cooper R.N. In vivo satellite cell activation via Myf 5 and MyoD in regenerating mouse skeletal muscle / R.N. Cooper, S. Tajbakhsh, V. Mouly//J. Cell Sci. - 1999. -V. 112. - P. 2895-2901.

117. Coudreuse J.M. Delayed post effort muscle soreness / J.M. Coudreuse, P. Dupont, C. Nicol // Ann. Readapt. Med. Phys. - 2004. - V. 47. - P. 290-298.

118. Feng T, Elson CO. Imunidade adaptativa no diálogo hospedeiro-microbio-ta. Mucosal Immunol. 2011;4 (1):15-21. doi: 10.1

119. Gabella G. Desenvolvimento do músculo liso visceral / G. Gabella // Resultados Probl Cell Differ. - 2002. - Vol. 182, № 38. - P. 1-37.

120. Gregor M.F., Hotamisligil G.S. Inflammatory mechanisms in obesity (Mecanismos inflamatórios na obesidade). Annu Rev Immunol.-2011; - P. 415-445. doi: 10.1146/ annurev-immunol-031210-101322.

121. Halayko A.J. Characterization of molecular determinants of smooth muscle cell heterogeneity / A.J. Halayko, E. Retor, N.L. Stephens // Can J. PhysiolPharmacol. - 1997. - Vol. 75, № 7. - P. 917-929.

122. Lundgren A., Trollmo C., Edebo A., Svennerholm A.M., Lundin B.S. Helicobacter pylori-specific CD4+ T cells home to and accumulate in the human Helicobacter pylori infected gastric mucosa. Infect Immun 2005; 73(9): 5612-9.

123. Martini, FH. Human Anatomy (terceira edição). Nova Jersey, PrenticeHall, 2000- P. 49-50

124. Page C.M., Hughes B.L. Hepatitis C in Pregnancy: Revisão dos conhecimentos actuais e recomendações actualizadas para a *gestão//* ObstetGynecolSurv. - 2017. - Vol.72(6).-P. 347-355.

125. Peakman M., Vergani D. Basic and Clinical Immunology. Londres, Churchill Livingstone (Elsevier), - 2003. - P. 72-73.

126. Sai Lakshman Mithun. C. S. V. Ramachandra Rao.Isolamento e Caracterização Molecular de Compostos Anticancerígenos Produzidos por Bactérias Marinhas Utilizando Técnicas de Sequenciação de RNA 16S e GC-MS. // Jornal Internacional de Pesquisa em Engenharia Moderna (IJMER). - 2012. V. 2. № 6. -P. 2510-2515

127. Siurala M., Voris K. Gastritis - In: Scientific Foundations of Gastroenterology, editado por W.Sircus e A. N. Smith, 357-369, Londres, William Heinemann Medical Books Ltd., - 1999.

128. Stappenbeck TS, Hooper LV, Gordon J.I. Developmental regulation of intestinal angiogenesis by indigenous microbes via Paneth cells. Proc Natl Acad Sci U S A. 2002;99(24):15451-15455. doi: 10.1073/pnas.202604299.

129. Steiniger B.S. Microanatomia do baço humano: porque é que os ratos não são suficientes // Immunology. 2015. Vol. 145, № 3.

P. 334-346.

130. Takemura N., Uematsu S. Isolamento e análise funcional das células dendríticas da lâmina própria do intestino delgado do rato // Métodos em biologia molecular (Clifton, N.J.). 2016. № 1422. - P. 181-188. DOI:10.1007/978-1-4939- 3603-8_17.

131. TeshaevShJ., Khasanova D.A / Caraterísticas topográfico-anatômicas das estruturas linfóides do intestino delgado de ratos na norma e no contexto de doenças crônicas de radiação // Revisão científica europeia Viena, Áustria №9 -10 2018, Volume 2. Ciência médica - P.197-198

132. Turner J.R.: Intestinal mucosal barrier function in health and disease (Função de barreira da mucosa intestinal na saúde e na doença). Nat Rev Immunol. - 2009, 9: - P.799-809.

133. Wallace J.L. Prostaglandins, NSAIDs and gastric mucosal protection: why doesn't the stomach digest itselfPhysiol Rev 2008; - P. 1547-65.

134. Wang G.N., Xiong Y., Ye J., Zhang L.H. N-alcalatediminosugars sintéticos como novos agentes imunossupressores potenciais// ACS Medical Chemistry Letters.- 2011. - V.2, №9.- P. 682-686

135. Wang J. Expressão reforçada de ciclinas e cinases dependentes de ciclinas na proliferação celular induzida pela anilina no baço de ratos / J.Wang [et al.] // Toxicol Appl Pharmacol. - 2010. - Vol. 250, N 2 - P. 213-220.

136. Watson A.J., Duckworth C.A., Guan Y., Montrose M.H. Mechanisms of epithelial cell shedding in the Mammalian intestine and

maintenance of barrier function *//Ann.* N.Y. Acad. Sci. - 2009. - Vol.1165.- P.135-142.

137. Young B, Heath J.W. Wheater's Functional Histology (quarta edição). Edimburgo, Churchill Livingston, - 2002.- P. 84-90.

Aplicações

1 app Componentes cardíacos e pilóricos da parede gástrica de ratos brancos recém-nascidos do grupo I de controlo

Components of the stomach wall	Cardiac section (μm)	Pyloric part (μm)
The total thickness of the stomach wall	252.5-341.4	308.3-405.4
	311.2±11.82	376.2 ±12.91
Mucous membrane thickness	182.6-276.8	178.4-271.9
	191.6±12.53	219.3±12.43
The height of the crease	146.9-203.5	136.7-254.3
	176.2±7.53	193.2±15.64
Glandular seed	8.8-10.4	6.8-9.1
	9.7±0.21	7.9±0.31
Submucosal basis	7.8-25.3	16.4-25.3
	18.0±2.33	20.7±1.18
Muscle layer	60.5-110.2	106.5-182.3
	93.2±6.61	136.2±10.1
Circular muscle layer	29.6-51.4	31.6-54.8
	38.6±2.90	44.9±3.09
Longitudinal muscle layer	43.5-69.1	73.6-121.4
	54.6±3.40	91.3±6.36

A diferença de nível de confiança com o símbolo * - foi obtida em relação ao esófago do estômago (R ≥0,05).

Parede gástrica de ratos brancos de 3 meses de idade do grupo de controlo I componentes cardíacos e pilóricos

Components of the stomach wall	Cardiac section (µm)	Pyloric part (µm)	Growth rate (%)	
			Cardiac part	Pyloric part
The total thickness of the stomach wall	408.3-542.1 483.7±12.31	446.7-633.2 574.6±17.16	55.4%	52.7%
Mucous membrane thickness	294.7-428.5 301.4±12.31	286.4-355.1 309.3±6.32	57.3%	41.0%
The height of the crease	251.8-409.2 286.7±14.48	261.6-324.1 288.1±5.75	62.7%	49.1%
Glandular seed	13.1-18.6 15.2±0.51	10.3-16.7 13.5±0.59	56.7%	70.9%
Submucosal basis	20.6-40.8 28.6±1.86	26.4-36.4 32.4±0.92	58.9%	56.5%
Muscle layer	130.4-224.1 151.3±8.62	196.1-294.7 231.3±9.07	62.3%	69.8%
Circular muscle layer	55.1-80.4 60.6±2.33	58.9-91.3 75.2±2.98	57.0%	67.5%
Longitudinal muscle layer	78.4-123.6 89.7±4.16	128.1-196.3 155.9±6.27	64.3%	70.8%

A diferença de nível de confiança com símbolo *- foi obtida em relação ao esófago do estômago (R ≥0,05).

Parede gástrica de ratos brancos de 6 meses de idade do grupo de controlo I componentes cardíacos e pilóricos

Components of the stomach wall	Cardiac section (μm)	Pyloric part (μm)	Growth rate (%)	
			Cardiac part	Pyloric part
The total thickness of the stomach wall	671.8-814.5 738.6±15.41	786.9-973.1 832.4±20.11	52.7%	44.9%
Mucous membrane thickness	434.3-512.1 458.4±8.40	373.4-489.2 443.4±12.51	52.1%	43.4%
The height of the crease	426.5-503.1 441.3±8.27	364.5-461.6 410.1±10.49	53.9%	42.3%
Glandular seed	19.2-27.4 23.4±0.89	18.9-24.1 20.3±0.56	53.9%	50.4%
Submucosal basis	39.6-45.7 41.3±0.66	39.1-51.9 46.8±1.38	44.4%	44.4%
Muscle layer	228.6-274.2 240.2±4.92	301.3-404.9 338.4±11.19	58.8%	46.3%
Circular muscle layer	87.6-110.8 96.3±2.51	99.6-126.4 113.1±2.89	58.9%	50.4%
Longitudinal muscle layer	133.4-162.2 142.3±3.11	206.8-258.9 225.3±5.63	58.6%	44.5%

A diferença de nível de confiança com o símbolo *- foi obtida em relação ao esófago do estômago (R $\geq$ 0,05).

Parede gástrica de ratos brancos de 9 meses de idade do grupo de controlo I componentes cardíacos e pilóricos

Components of the stomach wall	Cardiac section (μm)	Pyloric part (μm)	Growth rate (%)	
			Cardiac part	Pyloric part
The total thickness of the stomach wall	881.9-1068.3 974.5±17.15	1041.5-1201.4 1073.3±14.71	31.9%	28.9%
Mucous membrane thickness	542.4-683.1 605.4±12.94	501.3-614.1 571.9±10.38	32.1%	29.0%
The height of the crease	524.5-601.9 578.3±7.12	478.4-582.1 554.3±9.54	31.0%	35.2%
Glandular seed	28.8-32.0 30.6±0.29	26.6-29.8 28.1±0.29	30.8%	38.4%
Submucosal basis	46.6-58.4 51.2±1.09	55.4-61.8 59.6±0.59	24.0%	27.4%
Muscle layer	286.4-368.1 314.6±7.52	417.3-506.4 439.1±8.20	31.0%	29.8%
Circular muscle layer	112.4-133.6 123.8±1.95	130.6-158.9 146.7±2.60	28.6%	29.7%
Longitudinal muscle layer	171.8-200.3 184.8±2.62	267.1-321.9 292.4±5.04	29.9%	29.8%

A diferença de nível de confiança com o símbolo *- foi obtida em relação ao esófago do estômago (R ≥0,05).

Parede gástrica de ratos brancos de 12 meses do grupo de controlo I componentes cardíacos e pilóricos

Components of the stomach wall	Cardiac section (µm)	Pyloric part (µm)	Growth rate (%)	
			Cardiac part	Pyloric part
The total thickness of the stomach wall	1091.3-1273.1 1168.6±19.63	1161.4-1384.3 1292.5±24.07	19.9%	20.4%
Mucous membrane thickness	690.9-748.1 729.6±6.18	629.4-726.4 684.8±10.48	20.5%	19.7%
The height of the crease	648.3-708.4 681.9±6.49	599.4-686.7 641.3±9.43	17.9%	15.7%
Glandular seed	33.1-37.8 35.8±0.51	30.7-36.1 34.6±0.58	17.0%	23.1%
Submucosal basis	59.1-67.3 63.7±0.89	58.9-65.2 61.9±0.68*	24.4%	3.9%
Muscle layer	392.8-423.2 371.2±3.28	519.1-612.4 534.6±10.08	18.0%	21.7%
Circular muscle layer	139.7-159.0 147.6±2.08	164.7-188.3 175.2±2.55	19.2%	19.4%
Longitudinal muscle layer	206.4-234.8 220.8±3.08	331.4-380.2 359.4±5.27	19.5%	22.9%

A diferença de nível de confiança com símbolo *- foi obtida em relação ao esófago do estômago (R $\geq$0,05).

Componentes cardíacos e pilóricos da parede do estômago de ratos brancos de 3 meses de idade do grupo II expostos apenas à luz na experiência

Components of the stomach wall	Cardiac section (μm)	Pyloric part (μm)
The total thickness of the stomach wall	414.3-539.2 471.3±13.48	451.6-714.3 591.7±28.37
Mucous membrane thickness	301.4-394.3 286.8±10.03	264.7-366.4 316.7±10.98
The height of the crease	201.3-306.3 259.2±11.34	242.4-336.8 291.4±10.20
Glandular seed	12.8-17.4 14.1±0.50	10.8-17.2 13.8±0.69
Submucosal basis	21.4-36.6 29.1±1.64	25.8-38.3 31.0±1.35
Muscle layer	131.3-214.8 154.6±9.02	198.3-288.1 237.6±9.70
Circular muscle layer	57.4-76.3 63.9±2.04	56.4-92.1 76.4±3.86
Longitudinal muscle layer	82.3-124.6 90.7±4.57	130.3-192.4 161.1±6.71

A diferença de nível de confiança com símbolo *- foi obtida em relação ao esófago do estômago (R ≥0,05).

Componentes cardíacos e da parede pilórica gástrica de ratos brancos de 6 meses de idade do grupo II expostos apenas à luz na experiência

Components of the stomach wall	Cardiac section (µm)	Pyloric part (µm)	Growth rate (%)	
			Cardiac part	Pyloric part
The total thickness of the stomach wall	664.2-758.1 719.8±10.14	728.4-856.3 786.3±13.81	52.7%	32.9%
Mucous membrane thickness	403.8-500.9 453.1±10.49	384.9-471.7 414.8±9.37	58.0%	31.0%
The height of the crease	396.3-458.4 422.9±6.71	369.7-423.1 392.1±5.77	63.2%	34.6%
Glandular seed	17.5-23.4 20.7±0.64	17.9-22.6 19.1±0.51	46.8%	38.4%
Submucosal basis	30.8-39.7 36.2±0.96	38.8-43.1 40.2±0.46	24.4%	29.7%
Muscle layer	216.4-281.3 229.3±7.01	294.2-368.1 324.3±7.98	48.3%	36.5%
Circular muscle layer	88.6-104.1 92.4±1.67	94.1-118.3 104.7±2.61	44.6%	37.0%
Longitudinal muscle layer	130.2-148.6 136.8±1.99	198.6-221.3 219.6±2.45	50.8%	36.3%

A diferença de nível de confiança com o símbolo *- foi obtida em relação ao esófago do estômago (R ≥0,05).

Componentes cardíacos e pilóricos da parede do estômago de ratos brancos de 9 meses de idade do grupo II expostos apenas à luz na experiência

Components of the stomach wall	Cardiac section (μm)	Pyloric part (μm)	Growth rate (%)	
			Cardiac part	Pyloric part
The total thickness of the stomach wall	764.3-929.4 863.4±17.83	889.1-1063.5 969.1±18.84	19.9%	23.2%
Mucous membrane thickness	506.3-562.1 523.4±6.03	418.3-548.2 507.9±14.03	15.5%	22.4%
The height of the crease	463.2-530.8 504.1±7.30	434.5-528.6 478.6±10.16	19.2%	22.1%
Glandular seed	22.4-28.8 26.2±0.69	23.1-27.9 26.0±0.53	26.6%	36.1%
Submucosal basis	38.2-46.1 40.6±0.85	46.8-59.7 56.4±1.39	12.2%	40.3%
Muscle layer	299.7-328.4 301.7±3.10	382.4-445.2 396.8±6.78	31.6%	22.4%
Circular muscle layer	112.1-130.2 121.4±1.95	126.8-153.1 142.7±2.84	31.4%	36.3%
Longitudinal muscle layer	165.3-189.1 178.3±2.57	232.4-284.6 254.1±5.64	30.3%	15.7%

A diferença de nível de confiança com o símbolo *- foi obtida em relação ao esófago do estômago (R $\geq$ 0,05).

162

Componentes cardíacos e pilóricos da parede do estômago de ratos brancos de 12 meses de idade do grupo II expostos apenas à luz na experiência

Components of the stomach wall	Cardiac section (μm)	Pyloric part (μm)	Growth rate (%)	
			Cardiac part	Pyloric part
The total thickness of the stomach wall	986.1-1024.9 1002.3±4.19	1096.5-1238.4 1109.2±15.33	16.1%	14.5%
Mucous membrane thickness	579.8-614.9 598.4±3.79	554.9-604.1 578.3±5.31	14.3%	13.9%
The height of the crease	543.6-601.2 574.8±6.22	540.4-582.5 561.4±4.55	14.0%	17.3%
Glandular seed	29.1-33.4 31.1±0.46	28.2-32.5 30.8±0.46	18.7%	18.5%
Submucosal basis	48.4-57.6 53.5±0.99	60.2-65.4 62.4±0.56	31.8%	10.6%
Muscle layer	332.8-374.2 347.5±4.47	452.9-503.1 467.4±5.42	15.2%	17.8%
Circular muscle layer	135.5-158.2 146.4±2.45	149.9-160.2 154.8±1.11	20.6%	8.5%
Longitudinal muscle layer	194.8-211.6 201.1±1.81	296.8-331.4 312.6±3.74	12.8%	23.0%

A diferença de nível de confiança com o símbolo * - foi obtida em relação ao esófago dos estomacais (R ≥0,05).

Componentes cardíacos e pilóricos da parede gástrica de ratos brancos de 3 meses de idade do grupo III que receberam o bioestimulante ASD-2f em paralelo com a luz na experiência

either	Cardiac section (μm)	Pyloric part (μm)
The total thickness of the stomach wall	489.1-581.7 537.3±10.00	449.1-621.8 567.3±18.65
Mucous membrane thickness	286.2-439.8 342.9±16.59	279.9-346.5 312.1±7.19
The height of the crease	262.7-426.1 288.1±17.65	258.8-317.6 291.4±6.35
Glandular seed	12.9-19.5 16.1±0.71	11.2-16.5 14.6±0.57
Submucosal basis	22.6-41.3 27.9±2.02	25.1-34.9 31.2±1.06
Muscle layer	131.9-234.7 166.4±11.10	185.3-274.8 212.8±9.67
Circular muscle layer	57.6-92.4 72.6±3.76	56.3-90.7 70.4±3.72
Longitudinal muscle layer	78.4-137.6 93.8±6.39	129.0-184.1 142.2±5.95

A diferença de nível de confiança com símbolo *- foi obtida em relação ao esófago do estômago (R $\geq$0,05).

Componentes cardíacos e pilóricos da parede gástrica de ratos brancos de 6 meses do grupo III que receberam o bioestimulante ASD-2f em paralelo com a luz na experiência

Components of the stomach wall	Cardiac section (µm)	Pyloric part (µm)	Growth rate (%)	
			Cardiac part	Pyloric part
The total thickness of the stomach wall	682.6-863.1 762.9±19.49	792.3-898.7 821.7±11.49	42.0%	44.8%
Mucous membrane thickness	439.8-523.8 475.3±9.07	373.9-494.1 437.2±12.98	38.8%	40.1%
The height of the crease	415.2-489.9 458.2±8.07	375.0-458.4 421.4±9.01	59.0%	44.6%
Glandular seed	19.0-28.3 24.7±1.00	18.1-25.8 22.1±0.83	53.4%	51.4%
Submucosal basis	40.1-44.9 42.7±0.52	38.3-53.7 45.9±1.66	53.0%	47.1%
Muscle layer	216.3-323.7 240.9±11.60	312.6-398.5 331.5±9.28	44.8%	55.8%
Circular muscle layer	89.6-110.5 97.1±2.26	101.8-129.2 114.8±2.96	33.7%	63.1%
Longitudinal muscle layer	128.2-172.6 143.8±4.80	194.3-248.1 216.7±5.81	53.3%	52.4%

A diferença de nível de confiança com o símbolo * - foi obtida em relação ao esófago do estômago (R ≥0,05).

Componentes cardíacos e pilóricos da parede gástrica de ratos brancos de 9 meses do grupo III que receberam o bioestimulante ASD-2f em paralelo com a luz na experiência

Components of the stomach wall (µm)	Cardiac section (µm)	Pyloric part (µm)	Growth rate (%)	
			Cardiac part	Pyloric part
The total thickness of the stomach wall	829.6-1052.8 968.7±24.11	929.1-1207.2 1021.7±30.03	26.9%	24.3%
Mucous membrane thickness	541.6-623.8 574.9±8.88	487.6-598.3 521.2±11.96	20.9%	19.2%
The height of the crease	536.2-600.6 557.1±6.96	473.1-552.9 504.6±8.62	21.6%	19.7%
Glandular seed	27.9-32.5 31.8±0.50	25.9-30.3 27.5±0.48	28.7%	24.4%
Submucosal basis	44.5-57.0 52.5±1.35	53.8-63.2 58.4±1.02	23.0%	27.2%
Muscle layer	322.1-389.3 340.9±7.26	406.3-512.1 433.5±11.43	41.5%	30.8%
Circular muscle layer	119.2-143.8 131.7±2.66	131.5-160.3 142.7±3.11	35.6%	25.2%
Longitudinal muscle layer	187.4-223.8 208.2±3.93	269.7-331.2 289.9±6.64	44.8%	33.8%

A diferença de nível de confiança com símbolo *- foi obtida em relação ao esófago do estômago (R ≥0,05).

Componentes cardíacos e pilóricos da parede do estômago de ratos brancos do grupo III com 12 meses de idade que receberam o bioestimulante ASD-2f em paralelo com a luz na experiência

Components of the stomach wall	Cardiac section (μm)	Pyloric part (μm)	Growth rate (%)	
			Cardiac part	Pyloric part
The total thickness of the stomach wall	1132.0-1351.7 1176.3±20.21	1178.1-1404.7 1258.9±20.85	21.4%	23.2%
Mucous membrane thickness	706.8-758.3 722.8±4.74	606.1-715.3 653.7±10.05	25.7%	25.4%
The height of the crease	652.9-714.5 693.2±5.67	589.2-678.5 634.1±8.22	24.4%	25.7%
Glandular seed	32.4-38.1 33.5±0.52*	31.9-37.3 33.0±0.50	5.3%	20.0%
Submucosal basis	60.8-68.5 64.8±0.71	54.7-69.3 63.5±1.34*	23.4%	8.7%
Muscle layer	369.3-414.2 381.2±4.13	513.9-611.7 537.3±8.99	11.8%	23.9%
Circular muscle layer	128.9-164.3 153.9±3.26	164.7-188.3 169.8±2.17	16.9%	19.0%
Longitudinal muscle layer	210.8-231.4 227.3±1.90	343.4-375.9 367.5±2.99	9.2%	26.8%

A diferença de nível de confiança com o símbolo * - foi obtida em relação ao esófago do estômago (R ≥0,05).

Componentes cardíacos e pilóricos da parede gástrica de ratos brancos de 6 meses de idade do grupo IV que receberam o bioestimulante ASD-2f após irradiação experimental

Components of the stomach wall	Cardiac section (µm)	Pyloric part (µm)
The total thickness of the stomach wall	648.5-814.3 739.8±17.91	775.8-986.4 853.7±22.74
Mucous membrane thickness	426.9-532.5 478.7±11.40	365.2-498.5 439.1±14.40
The height of the crease	406.5-501.2 438.9±10.23	373.6-451.9 421.6±8.46
Glandular seed	19.0-26.3 23.8±0.79	18.3-25.4 21.6±0.77
Submucosal basis	32.3-40.9 35.8±0.93	38.8-53.7 46.8±1.61
Muscle layer	208.3-292.7 224.9±9.12	312.3-411.5 365.7±10.71
Circular muscle layer	89.3-108.9 94.7±2.12	98.8-139.4 128.4±4.38
Longitudinal muscle layer	133.4-162.2 130.2±3.11	216.8-264.7 236.9±5.17

A diferença de nível de confiança com o símbolo *- foi obtida em relação ao esófago do estômago (R >0,05).

Componentes cardíacos e da parede gástrica pilórica de ratos brancos de 9 meses de idade do grupo IV tratados com o bioestimulante ASD-2f após irradiação experimental

Components of the stomach wall	Cardiac section (µm)	Pyloric part (µm)	Growth rate (%)	
			Cardiac part	Pyloric part
The total thickness of the stomach wall	945.2-1108.5 995.3±15.02	1065.2-1225.3 1102.6±14.73	34.5%	29.2%
Mucous membrane thickness	549.1-698.5 619.7±13.74	489.8-603.5 538.7±10.46	29.5%	22.5%
The height of the crease	514.8-617.3 588.1±9.43	474.1-565.3 514.6±8.39	34.0%	22.1%
Glandular seed	28.2-33.4 31.2±0.48	25.9-29.3 27.5±0.31	31.1%	27.3%
Submucosal basis	48.3-58.7 52.9±0.96	57.4-63.3 60.7±0.54	47.8%	29.7%
Muscle layer	307.8-396.3 320.5±8.14	437.9-596.7 499.1±14.61	42.5%	36.5%
Circular muscle layer	122.5-158.7 141.1±3.33	140.4-198.7 176.3±5.36	49.0%	37.3%
Longitudinal muscle layer	161.3-198.3 179.4±3.40	287.1-341.5 322.8±5.00	37.8%	36.3%

A diferença de nível de confiança com o símbolo * - foi obtida em relação ao esófago do estômago (R ≥0,05).

Componentes cardíacos e da parede gástrica pilórica de ratos brancos de 12 meses de idade do grupo IV tratados com o bioestimulante ASD-2f após irradiação experimental

Components of the stomach wall	Cardiac section (µm)	Pyloric part (µm)	Growth rate (%)	
			Cardiac part	Pyloric part
The total thickness of the stomach wall	1121.7-1309.5 1188.3±20.28	1258.4-1473.2 1351.7±23.20	19.4%	22.6%
Mucous membrane thickness	695.2-756.3 732.8±6.60	668.3-749.4 726.8±8.76	18.3%	34.9%
The height of the crease	688.1-728.2 701.3±4.33	639.2-712.7 687.6±7.94	19.2%	33.6%
Glandular seed	33.5-37.0 36.2±0.38	32.1-38.5 35.3±0.69	16.0%	28.4%
Submucosal basis	59.8-68.9 65.1±0.98	59.5-69.7 66.2±1.10	23.1%	9.1%
Muscle layer	372.4-413.9 384.8±4.48	528.3-619.7 555.1±9.87	20.1%	11.2%
Circular muscle layer	147.7-169.3 156.4±2.33	169.3-198.7 187.8±3.18*	10.8%	6.5%
Longitudinal muscle layer	213.6-244.5 228.4±3.34	341.6-389.3 367.3±5.15	27.3%	13.8%

A diferença de nível de confiança com o símbolo *- foi obtida em relação ao esófago do estômago (R ≥0,05).

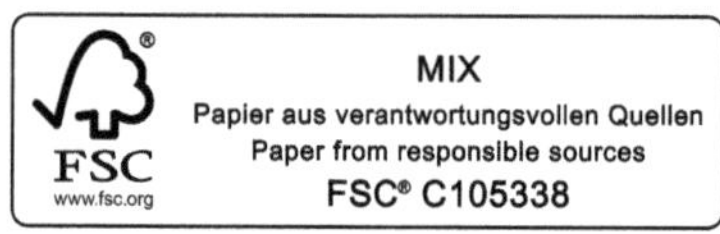

Printed by Books on Demand GmbH, Norderstedt / Germany